全民科学素质行动
计划纲要书系

社区科普书系

人生必须知道的健康知识
科普系列丛书

看图识病

皮 肤 性 病
PIFU XINGBING

总 主 编　郑静晨
本册主编　李志强

中国科学技术出版社
·北 京·

图书在版编目（CIP）数据

皮肤性病：看图识病 / 李志强主编. -- 北京 ： 中国科学技术出版社，
2012. 8
（人生必须知道的健康知识科普系列丛书/郑静晨总主编）
ISBN 978-7-5046-6163-0

Ⅰ.①皮… Ⅱ.①李… Ⅲ. ①皮肤病—诊断②性病—诊断 Ⅳ. ①R750.4

中国版本图书馆CIP数据核字 (2012) 第170891号

策划编辑	徐扬科
责任编辑	谭建新
责任校对	韩　玲
责任印制	李春利
封面设计	北京揽胜视觉
版式设计	北京揽胜视觉

出　　版	中国科学技术出版社
发　　行	科学普及出版社发行部
地　　址	北京市海淀区中关村南大街16号
邮　　编	100081
发行电话	010－62173865
传　　真	010－62179148
投稿电话	010－62176522
网　　址	http://cspbooks.com.cn

开　　本	720mm×1000mm　　1/16
字　　数	200千字
印　　张	16.5
印　　数	1－10000册
版　　次	2012年8月第1版
印　　次	2012年8月第1次印刷
印　　刷	北京旺都印务有限公司

书　　号	ISBN 978-7-5046-6163-0 / R · 1604
定　　价	42.00元

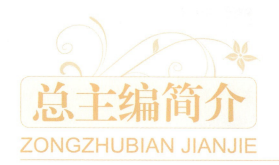

总主编简介
ZONGZHUBIAN JIANJIE

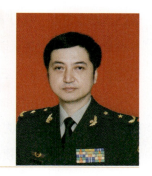

　　郑静晨，中国工程院院士、国务院应急管理专家组专家、中国国际救援队副总队长兼首席医疗官、中国武警总部后勤部副部长兼武警总医院院长，中国武警总医院现代化医院管理研究所所长。现兼任中国医学救援协会常务副会长、中国医院协会副会长、中国灾害防御协会救援医学会副会长、中华医学会科学普及分会主任委员、中国医院协会医院医疗保险专业委员会主任委员、中国急救复苏与灾害医学杂志常务副主编等，先后被授予"中国优秀医院院长"、"中国最具领导力院长"和"杰出救援医学专家"荣誉称号，2006年被国务院、中央军委授予一等功。

　　"谦谦为人，温润如玉；激情似火，和善如风"和敬业攀登、意志如钢是郑静晨院士的一贯品格。在他带领的团队中，秉承了"特别能吃苦、特别能学习、特别能合作、特别能战斗、特别能攻关、特别能奉献"的六种精神，瞄准新问题、开展新思维、形成新思路、实现新突破、攻克前进道路上的一个又一个堡垒，先后在现代化医院管理、灾害救援医学、军队卫勤保障、医学科学普及、社会公益救助等领域做出了可喜成就。

　　在现代化医院管理方面，凭借创新思维实施了"做大做强、以优带强"与"整体推进、重点突破"的学科发展战略，秉承"不图顶尖人才归己有，但揽一流专家为我用"的广义人才观，造就了武警总医院在较短时间内形成肝移植外科、眼眶肿瘤、神经外科、骨科等一批知名学科，推动医疗技术发展的局面。凭借更新理念，实施"感动服务"、"极致化服务"和"快捷服务补救"的新举措，通过开展"说好接诊一句话,温暖病人一颗心"和"学习白求恩,争当合格医务人员"等培训,让职业化、标准化、礼仪化走进医院、走进病区,深化了卫生部提出的开展"三好一满意"活动的实践。凭借"他山之石可以攻玉"的思路,在全军医院较先推行了"标杆管理"、"精细化管理"、"落地绩效管理"、"质量内涵式管理"、"临床路径管理"和"研究型医院管理"等,有力地促进了医院的可持续发展。

在灾害救援医学领域,以重大灾害医学救援需求为牵引,主持建立了灾害救援医学这门新的学科,并引入系统优化理论,提出了"三位一体"救治体系及制定预案、人员配备、随行装备、技能培训等标准化方案,成为组建国家和省(市)救援体系的指导性文件。2001年参与组建了第一支中国国际救援队,并带领团队先后十余次参加国内外重大灾害医疗救援,圆满完成了任务,为祖国争得了荣誉,先后多次受到党和国家领导人的接见。

在推广医学科普上,着眼于让医学走进公众,提高公众的科学素养,帮助公众用科学的态度看待医学、理解医学、支持医学,有效贯通医患之间的隔阂。提出了作为一名专家、医生和医务工作者,要承担医学知识传播链中"第一发球员"的神圣职责,促使医、患"握手",让医患关系走向和谐的明天。科普是一项重要的社会公益事业,受益者是全体公民和整个国家。面对科普队伍严重老龄化,科普创作观念陈旧,运行机制急功近利等现象,身为中华医学会科学普及分会主任委员,他首次提出了"公众健康学"、"公众疾病学"和"公众急救学"等概念,并吸纳新鲜血液,培养年轻科普专家,广泛开展学术活动,利用电视和报纸两大载体,加强对灾害救援、现场急救、科技推广、营养指导、健康咨询等进行科普宣传,极大地提高了我国公众的医学科学素养。

在社会公益救助方面,积极响应党中央、国务院、中央军委的号召,发扬人民军队的优良传统,为解决群众"看病难、看病贵"及构建和谐社会,自2005年武警总医院与中国红十字会在国内率先开展了"扶贫救心"活动,先后救助贫困家庭心脏病患儿两千余人。武警总医院由此获得了"中国十大公益之星"殊荣,郑静晨院士获得全国医学人文管理奖。2001年,武警总医院与中华慈善总会联手启动了"为了我们的孩子——救治千名少数民族贫困家庭先心病患儿"行动，先后赴新疆、西藏少数民族地区开展先心病儿童筛查，将有手术适应证的患儿转运北京治疗，以实际行动践行了党的惠民政策，密切了民族感情，受到中央多家主流媒体的跟踪报道。

"书山有路勤为径，学海无涯苦作舟。"郑静晨院士勤奋好学、刻苦钻研，不仅在事业上取得了辉煌成就，在理论研究、学术科研领域也成绩斐然。先后主编《灾害救援医学》《现代化医院管理》《内科循证诊治学》等大型专著5部，发表学术论文近百篇，先后以第一完成人获得国家和省部级科研成果二等奖以上奖7项，其中《重大自然灾害医疗救援体系的创建及关键技术、装备研发与应用》获得国家科技进步二等奖，《国际灾害医学救援系列研究》获得华夏高科技产业创新一等奖，《国内国外重大灾害事件中的卫勤保障研究》获得武警部队科技进步一等奖等。目前，还承担着多项国家、全军和武警科研课题，其中"各种自然灾害条件下医疗救援队的人员、装备标准化研究"为国务院指令性课题。

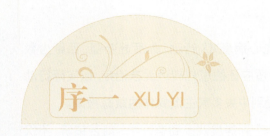

序一 XU YI

　　健康是人类的基本需要，人人都希望身心健康。世界卫生组织公布的数据表明，人的健康和寿命状况40%取决于客观环境因素，60%取决于人体自身因素。长期以来，人们把有无疾病作为健康的标准。这个单一的健康观念仅关注疾病的治疗，而忽视了疾病的预防，是一种片面的健康观。

　　在我国，人口老龄化及较低的健康素养教育水平，构成了居民疾病转型的内在因素，慢性非传染性疾病已经成为危害人民健康的主要公共卫生问题，其发病率一直呈现明显上升趋势。据统计，在我国每年约1000万例各种因素导致的死亡中，以心血管疾病、糖尿病、慢性阻塞性肺病和癌症为主的慢性病所占比例已超过80%，已成为中国民众健康的"头号杀手"。慢性病不仅严重影响社会劳动力的发展，而且已经成为导致"看病贵"、"看病难"的主要原因，由慢性病引起的经济负担对我国社会经济的和谐发展形成越来越沉重的压力，考验着我国的医疗卫生体制改革。

　　从某种层面理解，作为一门生命科学，医学是一门让人遗憾的学科，大多数疾病按现有的医学水平是无法治愈的。作为医生该如何减少这样的困境和尴尬？怎样才能让广大普通老百姓摆脱疾病、阻断或延缓亚健康而真正享受健康的生活？众所周知，国家的繁荣昌盛，离不开高素质的国民，离不开科学精神的浸染；同样，医学科学的进步和疾病预防意识的提升，需要从提高民众的医学科普素质入手。当前，我国民众疾病预防意识平均高度在世界同等国家范围内处于一个较低水平，据卫生部2010年调查结果显示，我国居民健康素养水平仅为6.48%，其中居民慢性病预防素养最低，在20个集团国中排名居后。因此，我们作为卫生管理者、医务工作者，应该努力提高广大民众的医学科学素养，让老百姓懂得疾病的规律，熟悉自我管理疾病的知识，掌握改变生活方式的技巧，促进和提高自我管理疾病的能力，逐步增强疾病预防的意识，这或许是解决我国医疗卫生体系现在所面临困境的一种很好的方式。中华医学会科学普及分会主任委员郑静晨院士领衔主编的《人生必须知道的健康知识科普系列丛书》，正是本着这样的原则，集诸多临床专家之经验，耗时数载，几易其稿，最终编写而成的。

这套医学科普图书具有可读性、趣味性和实用性，有其鲜明的特点：一是文字通俗易懂、言简意赅，采取图文并茂、有问有答的形式，避免了生涩的专业术语和难解的"医言医语"；二是科学分类、脉络清晰，归纳了专家经验集锦、锦囊妙计和肺腑之言，回答了医学"是什么？""为什么？""干什么？"等问题；三是采取便于读者查阅的方式，使其能够及时学习和了解有关医学基本知识，做到开卷有益。

我相信，在不远的将来，随着社会经济的进步，全国人民将逐步达到一个"人人掌握医学科普知识，人人享受健康生活"的幸福的新阶段！

中央保健委员会副主任
卫 生 部 副 部 长
中 国 医 院 协 会 会 长

二〇一二年七月十六日

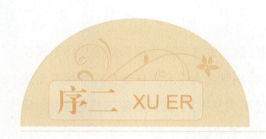

科普——点燃社会文明的火种

科学，是人类文明的助推器；科学家，是科学传播链中的"第一发球员"。在当今社会的各个领域内，有无数位卓越科学家和科普工作者，以他们的辛勤劳动和聪明智慧，点燃了社会文明的火种，有力地促进了社会的发展。在这里，就有一位奉献于医学科普事业的"第一发球员"——中华医学会科学普及分会主任委员郑静晨院士。

2002年6月29日，《中华人民共和国科学技术普及法》正式颁布，明确了科普立法的宗旨、内容、方针、原则和性质，这是我国科普工作的一个重要里程碑，标志着科普工作进入了一个新阶段。2006年2月6日，国务院印发了《全民科学素质行动计划纲要（2006—2010—2020年）》（以下简称《科学素质纲要》）。6年来，《科学素质纲要》领导小组各成员单位、各级政府始终坚持以科学发展观为统领，主动把科普工作纳入全民科学素质工作框架之内，大联合、大协作，认真谋划、积极推进，全民科学素质建设取得了扎扎实实的成效。尽管如此，我国公民科学素质总体水平仍然较低。2011年，中国科协公布的第八次中国公民科学素养调查结果显示，我国具备基本科学素养的公民比例为3.27%，相当于日本、加拿大和欧盟等主要发达国家和地区在20世纪80年代末、90年代初的水平。国家的繁荣昌盛，离不开高素质的国民，离不开科学精神的浸染。所以，科普从来不是纯粹的科学问题，而是事关社会发展的全局性问题。

英国一项研究称，世界都在进入"快生活"，全球城市人走路速度比10年前平均加快了10%，而其中位居前列的几个国家都是发展迅速的亚洲国家。半个多世纪以前，世界对中国人的定义还是"漠视时间的民族"。而如今，在外国媒体眼中，"中国人现在成了世界上最急躁、最没有耐性的地球人"。

人的生命只有一次，健康的生命离不开科学健康意识的支撑。在西方发达国家，每年做一次体检的人达到了80%，而在我国，即使是在大城市，这一比例也只有30%~50%。我国著名的心血管专家洪昭光教授曾指出：目前的医生可分为三种。一种是就病论病，见病开药，头痛医头，脚痛医脚，只治病，不治人。第二种医生不但治病，而且治人，在诊病时，能关注患者心理问题，分析病因，解释病情，同时控制有关危险因素，使病情全面好转，减少复发。第三种医生不但治病和治人，而且能通过健康教育使人群健康水平提高，使健康人不变成亚健康人，亚健康人不变成病人，早期病人不变成晚期病人，使整个人群发病率、死亡率下降。

由郑静晨院士担任总主编的《人生必须知道的健康知识科普系列丛书》的正式出版，必将为医学科普园里增添一朵灿然盛开的夏荷，用芬芳的笑靥化解人间的疾苦折磨，用亭亭的气质点缀人们美好生活。但愿你、我、他一道了解医学科普现状，走近科普人群，展望科普未来，共同锻造我们的医药卫生科技"软实力"。

是为序。

中国科协书记处书记
中国科技馆馆长　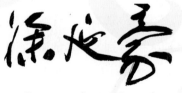

二〇一二年七月二十一日

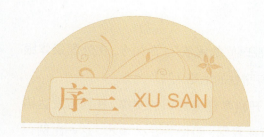

"普及健康教育，实施国民健康行动计划"。这是国家"十二五规划纲要"中对加强公共卫生服务体系建设提出的具体要求，深刻揭示了开展健康教育，普及健康知识，提高全民健康水平的极端重要性，是建设有中国特色社会主义伟大事业的目标之一，是改善民生、全面构建和谐社会的重要条件和保障，也是广大医务工作者的职责所系、使命所在。

人生历程，生死轮回，在飞逝而过的时光岁月里，在玄妙繁杂的尘世中，面对七情六欲、功名利禄、得失祸福以及贫富贵贱，如何安度人生，怎样滋养健康并获得长寿？是人类一直都在苦苦追问和探寻的命题。为了解开这一旷世命题，千百年来，无数名医大师乃至奇人异士都对健康作了仁者见仁、智者见智的注解。

为此，我们有必要先弄明白什么是健康？其实，在《辞海》、《简明大不列颠百科全书》以及《世界卫生组织宪章》等词典文献中，对"健康"一词都作过明确的解释和定义，在这里没有必要再赘述。而就中文语义而言，"健康"原本是一个合成的双音节词，这两个字有不同的起源，含义也有较大的差别。具体地讲，"健"主要指形体健硕、强壮，因此，有健身强体的日常用语。《易经》中"天行健，君子以自强不息"说的就是这个意思；而"康"主要指心态坦荡、宁静，像大地一样宽厚、安稳，因此，有康宁、康泰、安康的惯常说法。孔圣人所讲的"仁者寿、寿者康"阐述的就是这个道理。据此，我的理解是"健"与"康"体现了中国文化的二元共契与两极互动，活脱就像一幅阴阳互补、和谐自洽的太极图：健是张扬，是亢奋，是阳刚威猛，强调有为进取；康是温宁，是收敛，是从容绵柔，强调无为而治。正如《黄帝内经》的《灵枢·本神》篇里所讲的："智者之养生也，必顺四时而适寒暑，和喜怒而安居处，节阴阳而调刚柔，如是，则避邪不至，长生久视"那样，才能使自己始终处于一个刚柔相济、阴阳互补的平衡状态，从而达到养生、健康、长寿的目的。而至于那种认为"不得病就意味着健康"的认识，是很不全面的。因为事实上，人生在世，吃五谷杂粮，没有不得病的。即使没有明显的疾病，每个人对健康与否的感觉也具有很大的主观性和差异性。换句话说，觉得身体健康，不等于身体没病。《健康手册》的作者约翰·特拉维斯就曾经说过："健康的人并不必须是强壮的、勇敢的、成功的、年轻的，甚至也不是不得病的。"所以，我认为，健康是相对的、动态的，是身体、心灵与精神健全的完美嫁接和综合体现，是生命存在的最佳状态。

　　如果说长寿是人们对于明天的希冀，那么健康就是人们今天需要把握的精彩。从古到今，人们打破了时间和疆界的藩篱，前赴后继，孜孜以求，在奔向健康的路上，王侯将相与布衣白丁，医生、护士与患者无不如此。从"万寿无疆"到"永远健康"，这里除了承载着一般人最原始最质朴的祈求和祝愿外，也包含了广大民众对养生长寿之道的渴求。特别是随着社会的进步、经济的发展、人们生活水平和文明程度的提高，健康已成为当下大家最为关注的热点、难点和焦点问题，一场全民健康热、养生热迅速掀起。许多人想方设法寻访和学习养生之道，有的甚至道听途说，误入歧途。对此，我认为当务之急就是要帮助大家确立科学全面的养生观。其实，古代学者早就提出了"养生贵在养性，而养性贵在养德"的理论。孔子在《中庸》中提出"修生以道，修道以仁"，"大德必得其寿"，讲的就是有高尚道德修养的人，才能获得高寿。而唐代著名禅师石头希迁（又被称为"石头和尚"）无际大师，91岁时无疾而终。他曾为世人开列的"十味养生奇方"中的精要就在于养德。他称养德"不劳主顾，不费药金，不劳煎煮"，却可祛病健身，延年益寿。德高者对人、对事胸襟开阔，无私坦荡，光明磊落，故而无忧无愁，无患无求。身心处于淡泊宁静的良好状态之中，必然有利于健康长寿。而现代医学也认为，积德行善，乐于助人的人，有益于提高自身免疫力和心理调节力，有利于祛病健身。由此，一个人要想达到健康长寿的目的，必须进行科学全面的养生保健，并且要清醒地认识到：道德和涵养是养生保健的根本，良好的精神状态是养生保健的关键，思想观念对养生保健起主导作用，科学的饮食及节欲是养生保健的保证，正确的运动锻炼是养生保健的源泉。

"上工不治已病治未病"，意思是说最好的医生应该预防疾病的发生，做到防患于未然。这是《黄帝内经》中最先提出来的防病养生之说，是迄今为止我国医疗卫生界所遵守的"预防为主"战略的最早雏形。其中也包含了宣传推广医学科普知识，倡导科学养生这一中国传统健康文化的核心理念。然而，实事求是地讲，近些年来，在"全民养生"的大潮中，相对滞后的医学科普宣传，却没能很好地满足这一需求。以至于出现了一个世人见怪不怪的现象：内行不说，外行乱说；不学医的人写医，不懂医的人论医。一方面，老百姓十分渴望了解医学防病、养生保健知识；另一方面，擅长讲医学常识、愿意写科普文章的专家又太少。加之，中国传统医学又一直信奉"大医隐于民，良药藏于乡"的陈规，坚守"好酒不怕巷子深"的陋识，由此，就为那些所谓的"神医大师"们粉墨登场提供了舞台和机会。可以这么说，凡是"神医大师"蜂拥而起、兴风作浪的时候，一定是医疗资源分配不均、医学知识普及不够、医疗专家作为不多的时候。从2000年到2010年，尽管"邪门歪道"层出不穷，但他们骗人的手法却如出一辙：出书立传、上节目开讲坛、乃至卖假药卖伪劣保健品，并冠以"国家领导人保健医生"、"中医世家"、"中医教授"等虚构的身份、虚构的学历掩人耳目，自欺欺人。这些乱象的出现，我认为，既有医疗体制上的多种原因，也有传统文化上的深刻根源，既是国人健康素养缺失的表现，更是广大医务工作者没有主动作为的失职。因此，我愿与同行们在痛定思痛之后，勇敢地站出来，承担起维护医学健康的社会责任。

无论是治病还是养生，最怕的是走弯路、走错路，要知道，无知比疾病本身更可怕。世界卫生组织前总干事中岛宏博士就曾指出："许多人不是死于疾病，而是死于无知。"综观当今医学健康的图书市场，养生保健类书籍持续热销，甚至脱销。据统计，在2009年畅销书的排行榜上，前20名中一半以上与养生保健有关。到目前为止，全国已有400多家出版社出版了健康类图书达数千种之多。而这其中，良莠不齐，鱼目混珠。鉴于此，出于医务工作者的良知和责任，我们以寝食难安的心情、扬清激浊的勇气和正本清源的担当，审慎地邀请了既有丰富临床经验又热衷于科普写作的医疗专家和学者，共同编写了这套实用科普书籍，跳出许多同类书籍中重知识宣导、轻智慧启迪，重学术堆砌、轻常识普及，重谈医论病、轻思想烛照的束缚，从有助于人们建立健康、疾病、医学、生命认识的大视野、大关怀、大彻悟的目的出发，以常见病、多发病、意外伤害、诊疗手段、医学趣谈等角度入手，系统地介绍了一系列丰富而权威的知病治病、自救互救、保健养生、康复理疗的知识和方法，力求使广大读者一看就懂、一学就会，从而相信医学，共享健康。

最后，我想坦诚地说，单有健康的知识，并不能确保你一生的健康。你的健康说到底，还是应该由自己负责，没有任何人能替代。你获得的知识、学到的技巧、养成的习惯、作出的选择以及日复一日习以为常的生活方式，都会影响并塑造你的健康和未来。因此，我们必须从现在开始，并持之以恒地付诸实践、付诸行动。

　　以上就是我们编写此书的初衷和目的。但愿能帮助大家过上一种健康、幸福、和谐、美满的生活，使我们的生命更长久！

中 国 工 程 院 院 士
中华医学会科普分会主任委员
中国武警总部后勤部副部长
武 警 总 医 院 院 长

郑静晨

二〇一二年七月于北京

前言 QIANYAN

皮肤是人体最大的器官，也是人体的外在屏障，还是反映整体健康状况的窗口。皮肤虽薄但各层均来源于胚胎时期不同的胚层，因此发病的种类非常多且彼此之间联系不大。现有已认识和命名的皮肤病超过 2000 种，是临床医学各科中病种最多的学科。

皮肤病轻重不一，小到寻常疣，大到一些系统性疾病如红斑狼疮、皮肌炎，甚至会有鳞癌、恶性黑素瘤等危及生命的恶性皮肤肿瘤等。一些过敏性皮肤病的发病率高，患者不重视或延误治疗后容易慢性化而迁延不愈。有些皮肤病如白癜风虽不影响健康，但有碍美观，给患者带来莫大的痛苦。一些皮肤病已经不单纯是皮肤本身的问题，甚至严重危害到患者的生活质量，如银屑病被称为不死的癌症，对患者日常生活和心理的困扰可能要超过常见的糖尿病、高血压。

由于人们对皮肤病认识的不足，对遗传性的顽固皮肤病如银屑病追求所谓的"根治"和"特效秘方"，使一些虚假广告、假医、庸医乘虚而入，轻则令患者贻误病情，严重的甚至危及生命。本书的写作目的，就是要以简洁清晰的语言、典型的临床图片普及关于常见皮肤病的一些基本知识，帮助广大患者正确认识和应对皮肤疾患，同时可供年轻皮肤科医生参考以实现"看图识病"的目的。

本书由长期工作在临床第一线、具有扎实理论基础功底的皮肤病专家撰写，语言简洁易懂，内容深入浅出。所附临床照片系从编者临床工作资料中精选而出。本书既是一本皮肤科基础知识的普及读物，也是一本皮肤病防御和治疗的实用指导手册。期望本书的出版能够对人们提高自我保健水平有所贡献，能够使读者对常见皮肤病有基本的认识和正确的应对措施。

C 目 录
ONTENTS

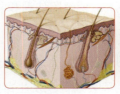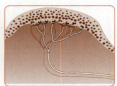

皮肤的结构和功能

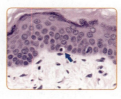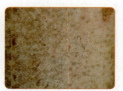

皮肤病的症状简介

微生物、寄生虫和虫叮咬导致的皮肤病

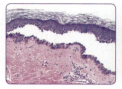
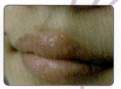

过敏性皮肤病

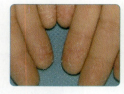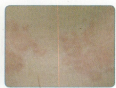

物理原因导致的皮肤病

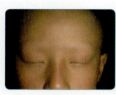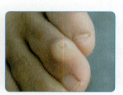

遗传性皮肤病

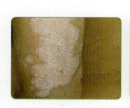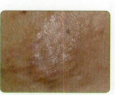

毛发与毛囊疾病

甲的疾病

肤色改变的皮肤病

皮肤良性肿瘤

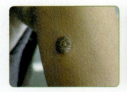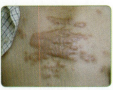

皮肤的恶性肿瘤

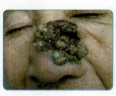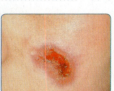

与免疫和代谢有关的
其他皮肤病

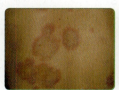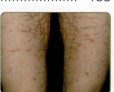

性传播疾病

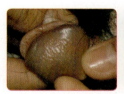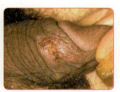

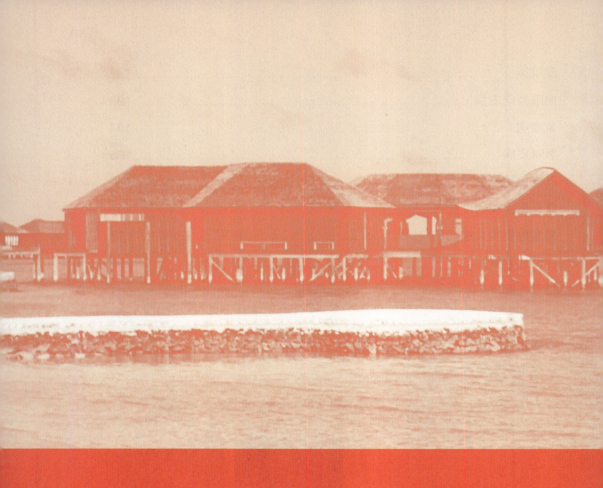

PIFU DE
JIEGOU HE GONGNENG

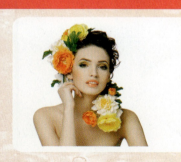 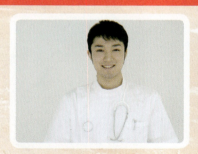 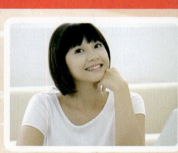

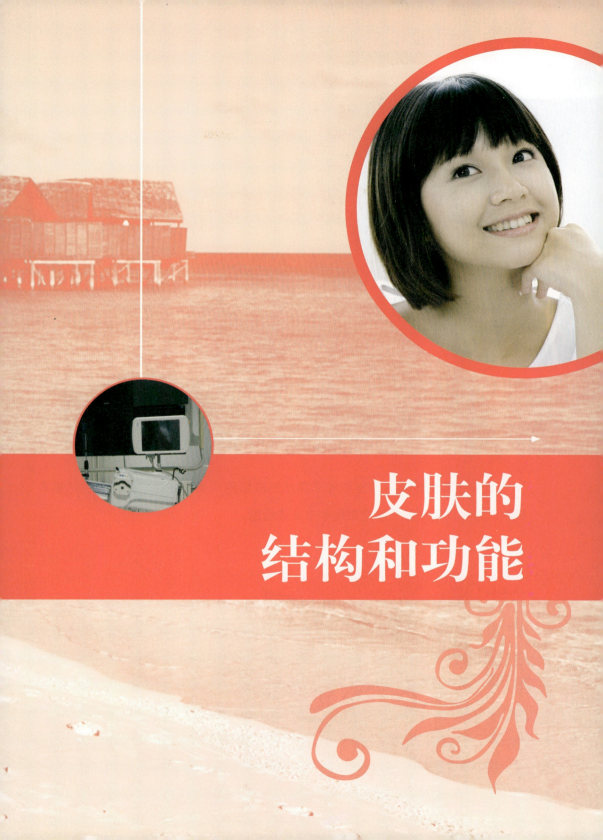

皮肤的
结构和功能

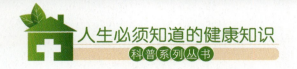
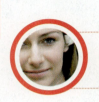 # 皮肤的结构

皮肤是人体最大的器官。成人皮肤总面积 1.2~2.0 平方米，皮肤重量占体重的 15％，约相当于肝脏重量的 3 倍。皮肤由表皮、真皮和皮下组织三大部分组成，此外还包括毛发、血管、神经、淋巴管、皮脂腺、大汗腺、小汗腺和指（趾）甲等皮肤附属器。

表皮

表皮主要由角质形成细胞和非角质形成细胞两类细胞组成。后者包括黑素细胞、郎格汉斯细胞、感觉细胞和未定类细胞。

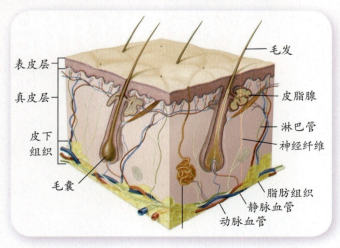

表皮层　真皮层　皮下组织　毛囊　毛发　皮脂腺　淋巴管　神经纤维　脂肪组织　静脉血管　动脉血管

皮肤的构成

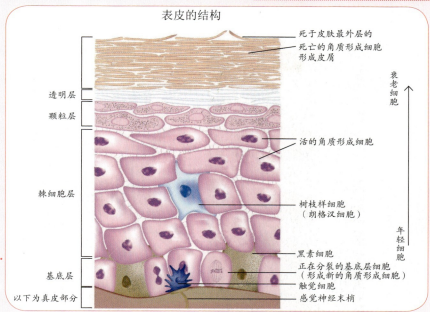

表皮的结构

死于皮肤最外层的死亡的角质形成细胞形成皮屑

衰老细胞

透明层

颗粒层

活的角质形成细胞

从表皮下部的基底层开始,角质形成细胞需要经过约 28 天的时间完成一个更新周期

棘细胞层

树枝样细胞
(朗格汉细胞)

年轻细胞

黑素细胞

正在分裂的基底层细胞
(形成新的角质形成细胞)

基底层

触觉细胞

以下为真皮部分

感觉神经末梢

皮肤的结构和功能

（1）角质形成细胞：角质形成细胞的特点是可以产生角蛋白。角质形成细胞自最下面的基底细胞不断增殖,在向上移动的同时产生坚韧的角蛋白。角质形成细胞间通过一种称为桥粒的结构紧密连接在一起,当桥粒连接出现问题时会导致各种皮肤水疱性疾病的发生。最外层的角质层一般由 5~10 层已经死亡的扁平细胞组成。这些细胞没有细胞核或其他的细胞结构,细胞中充满了角蛋白和无定形基质组成的复合物。角质层细胞之间没有桥粒连接,但它的排列非常有特点,呈叠瓦状,其边缘与邻近的角质层细胞互相交错重叠,使角质层可以起到很好的屏障作用。此外在角质层细胞周围包绕着丰富的脂质。因此角质层不但坚韧,而且也是人体的一层天衣无缝的保护屏。角质层细胞在日常生活中不断地受到摩擦,变成不易察觉的鳞屑而脱落。同时又有新的细胞从基底层产生。新生的角质形成细胞由基底层自下向上移行到颗粒层最上层,这一过程称为角化,需要 14 天;这些细胞通过角质层最后脱落下来,还需要 14 天,共需 28 天,称为表皮更替时间。角质形成细胞更替、角化过程异常时会导致诸如银屑病的发生。

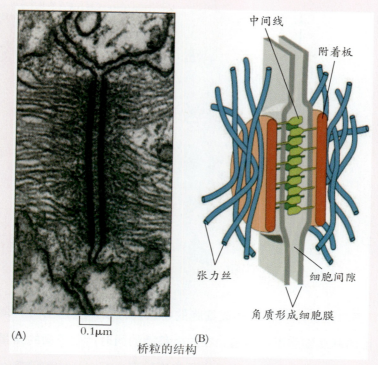

(A)　　0.1μm　　(B)

桥粒的结构

表皮细胞间通过细胞膜上的桥粒连接成一个整体

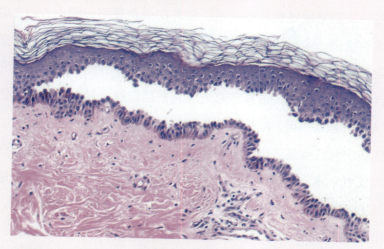

如果桥粒结构被破坏，表皮细胞间会散开，皮肤会形成水泡

（2）黑素细胞：

黑素细胞是合成和分泌黑素的树枝状细胞，位于表皮基底细胞层，也可以见于黏膜。正常皮肤中黑素细胞的数目是稳定的，比例为4~10个基底角质形成细胞有一个黑素细胞。每个黑素细胞和其相

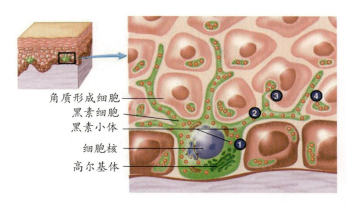

角质形成细胞
黑素细胞
黑素小体
细胞核
高尔基体

黑素细胞位于表皮的基底层，外观如树枝样，其合成的黑素颗粒通过这些树枝传递到相邻的角质形成细胞中，构成皮肤遮挡紫外线的屏障，同时也赋予皮肤肤色。如果黑素细胞死亡就会发生白癜风

皮肤和功能的结构

邻的约36个角质形成细胞组成表皮黑素单位，向它们输送黑素体，称为表皮黑素单位。角质形成细胞吞噬经黑素细胞树突输送来的黑素，这些黑素颗粒像伞一样覆盖在角质形成细胞的细胞核上，保护其免受紫外线的损伤。随着表皮细胞的上移，黑素颗粒逐渐被溶酶体的酶所分解，并随角质层细胞而脱落，完成黑素代谢的过程。

黑素细胞的数目随身体不同部位而异，在日光暴露部位如面部及腋窝、外生殖器部位数目较多。暴露于紫外线后，会促进黑素的形成和运输，产生晒黑和晒斑。黑素细胞的数目随年龄增长而减少。头发

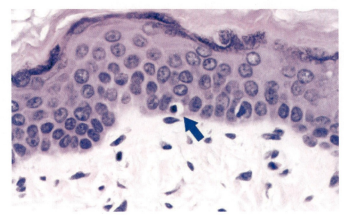

真实的人表皮和黑素细胞（蓝色箭头所指），因为染色和固定原因，在病理切片下的黑素细胞呈现空心的外观，因为是二维显微照片其树枝状结构不可见

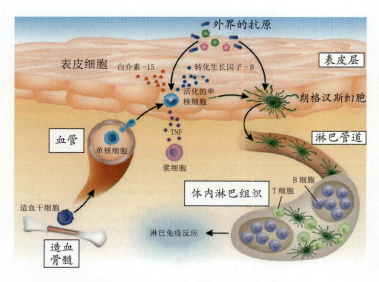

表皮细胞　　外界的抗原

白介素-15　　转化生长因子-β

表皮层

活化的单核细胞

朗格汉斯幼胞

血管　　单核细胞　　TNF

淋巴管道

浆细胞

B细胞
T细胞

体内淋巴组织

造血干细胞

淋巴免疫反应

造血骨髓

的黑色也依赖于毛囊黑素细胞不停地合成黑素，老年人毛囊黑素细胞减少，致头发逐渐变白。脑下垂体分泌的促黑素细胞素 (MSH)、雌激素、人前列腺素 E1 和 E2 及紫外线照射均可以促使色素增加，皮肤的黑素细胞因为某种原因非正常死亡消

位于表皮的朗格汉斯细胞是免疫系统最外围的哨兵，皮肤感染的微生物、接触到的物质都要经过它初步判断处理：是敌、是友？有益、有害？随后将判断信息传递给体内的免疫系统，引发一系列的免疫反应：防御和清除感染的微生物、产生排斥、产生过敏反应等

失时会导致白癜风的发生。

（3）郎格汉斯细胞：郎格汉斯细胞来源于骨髓，位于表皮的中部。它有树

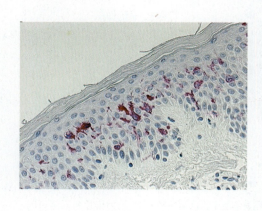

枝样的突起伸向邻近表皮的角质形成细胞之间，上可以到达颗粒层，下可以至表皮和真皮交界的部位。郎格汉斯细胞参与免疫反应，能够吞噬、处理和呈递抗原，因此与过敏性皮炎的发生有密切关系。它还参加同种异体移植时的排异反应，有控制皮肤肿瘤发生及调控表皮细胞的分化作用。

存在于正常人表皮中部的朗格汉斯细胞，被特殊的染料着成粉红色

(4) 默克尔细胞：默克尔细胞位于表皮基底层，功能尚不完全清楚。其细胞体内含有神经内分泌肽，并通过无髓神经纤维连接到神经系统，因此可能是一种特殊的神经分泌细胞，与表皮内的感觉神经末梢有关，在成人的指尖最多见，其次是唇、齿龈和甲床。

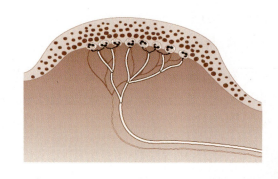

默克尔细胞位于表皮基底层，并通过神经纤维和神经系统保持联系

默克尔细胞有时会恶变造成这些部位的恶性肿瘤。

真皮

　　真皮由胶原纤维、弹力纤维、基质以及细胞成分组成，由外向内分为乳头层和网状层两层。真皮中大量的胶原纤维和弹力纤维交织在一起，埋于基质之中。在乳头层，胶原纤维比较细，向各个方向分布。越向下，胶原纤维越粗。在网状层中，胶原束的走向几乎和皮肤表面平行，相互交织呈网状。胶原纤维的作用主要是维持皮肤的张力。弹力纤维呈波浪形，在乳头层多数和表皮垂直；在网状层，排列方向多数和胶原纤维一致。弹力纤维的特点是有回缩性，

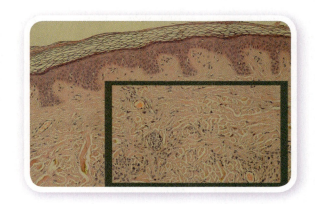

表皮下方的整个真皮层主要由胶原成分构成（粉红色条索样物质），染成蓝色的是合成胶原的成纤维细胞

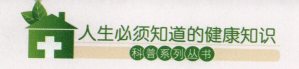

防止皮肤过度伸展，在萎缩纹或妊娠纹中往往发现弹力纤维减少或消失。真皮组织坚韧而具有弹性，可以保护下方的组织免受机械性伤害，维持内外环境的稳定，增强表皮的屏障功能。同时基质中的透明质酸等是非常好的保湿成分，能够吸收相当多的水分。真皮还对血管系统起支架作用，协助调节体温，并与皮肤神经一起，发挥感觉作用。

皮下脂肪组织

　　皮下脂肪的厚度随部位和性别等不同而有差异。其主要的功能是热的绝缘体，同时也是营养仓库。它可以缓冲机械刺激并使皮肤易于活动。适量的皮下脂肪组织对于皮肤的外观也非常重要。

毛发

　　全身皮肤几乎都有毛发。毛发分为终毛和毳毛（汗毛）两种。终毛又分为长毛和短毛。长毛包括头发、胡须、腋毛和阴毛；短毛包括眉毛、睫毛、鼻毛和耳毛等。毳毛主要见于面部、四肢和躯干，质地软，颜色淡。毛发由毛干和毛囊两部分组成。毛干是表皮向外生长的特殊部分，由角质形成细胞构成，主要成分是角蛋白。毛囊分为三部分，皮脂腺导管开口以上的为毛囊漏斗部，与表皮相连接；皮脂腺导管开口至立毛肌附着部位之间是毛囊峡部；下方是毛囊下部。

毛囊的活动呈周期性，分为生长期、退行期和休止期。以头发为例，生长期可以持续4~6年，在此期间头发每个月约生长1厘米。一般头发在冬季比夏季生长得快。在整个生长期，毛球内的黑素细胞不断产生黑素，老年人黑素的产生会减少，头发因而变白。随着年龄增大，部分人的头发生长周期缩短，毛囊逐渐不能长出长而粗的头发，而是变细，最终由毳毛代替，表现为不同程度的秃发。退行期一般持续2~4周，此期毛囊停止生长毛发，也不再产生黑素，毛囊的底部开始向皮肤表面移动。休止期一般持续3~4个月，旧的毛发脱落，毛囊中开始生长新的头发。这三期是一个连续的变化。不同部位的毛，其生长周期不同。头发以外身体其他部位的毛，生长期较短，退行期和休止期大致和头发一样。人头发有85%~90%是处于生长期，1%在退行期，10%~14%在休止期。其他部位的毛处于生长期的比例远低于头发。头发的密度个体之间有比较大的差异，平均每个人头皮有10万个毛囊，多的可以达到15万个。正常人每日脱发的数目在50~100根，同时还有等量的头发再生。

皮脂腺

皮脂腺分布很广泛，其密度因部位而异，头皮、面部（特别是前额、鼻翼等处）最多，躯干中央部较多，这些部位以及腋窝被称为皮脂溢出部位。四肢（特别是小腿的伸侧）皮脂腺最少，掌跖及指（趾）屈面则缺如。皮脂腺分三型：①附属于毛囊，开口于毛囊，和毛囊形成毛皮脂腺系统；②与毳毛有关，直接开口于皮肤表面；③与毛发无关的独立皮脂腺。皮脂腺为泡状腺，无腺腔，细胞崩解以后分泌物即皮脂，也称为全浆分泌腺。在初生时，由于母体激素的作用，腺体可以发育、分泌，但以后腺体的活动明显减少，到青春期又重新活跃。雄激素的刺激对于腺体的发育和分泌有直接的关系。

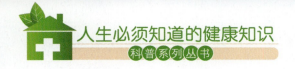
小汗腺

　　小汗腺除口唇、龟头、包皮内面和阴蒂以外，几乎遍布全身。在不同的部位，其密度不同，以掌跖部位密度最大，其次是面额部和躯干。一般四肢的伸侧比屈侧少，下肢比上肢少。小汗腺直接开口于皮肤表面，主要是受胆碱能神经的支配。汗液的组成因人而异，还和时间、部位有一定的关系，一般是无色、无味的。主要有钠、钾、氯、尿素、乳酸盐及微量的丙酮酸盐和葡萄糖等。小汗腺的活动可以由于热刺激、情绪变化和味觉的影响而变化。

顶泌腺

　　顶泌腺在人类已经退化，仅分布在鼻翼、腋窝、脐窝、腹股沟、包皮、阴囊、小阴唇、会阴、肛门及生殖器周围等处。顶泌腺在青春期时分泌部分才发育完善，开始发挥功能。因此在女性发育得较早，月经及妊娠期时分泌亦较旺盛。顶泌腺是一种顶浆分泌性的腺体，多数开口于毛囊，少数开口于毛囊的旁边。主要是受肾上腺素能神经的支配。顶泌腺的分泌物中含有一定量的有机物，可以被细菌分解产生脂肪酸，形成臭味，所以人体的臭味大部分取决于顶泌腺的分泌情况。

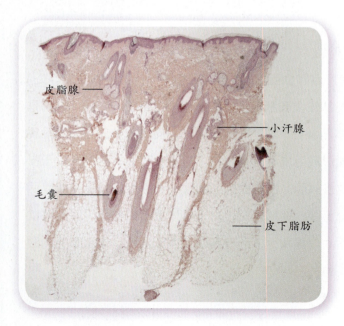

皮脂腺

毛囊

小汗腺

皮下脂肪

毛囊、皮脂腺、汗腺和皮下脂肪的位置

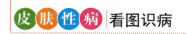

指（趾）甲

　　甲的主要部分是甲板，由致密而坚实的角蛋白组成，扁平而有弹性，呈半透明状，有一定的弧度。甲板前面暴露的部位称甲体。甲体的远端称为游离缘。甲板后端隐蔽在皮肤褶皱下面的部分称为甲根。甲板的下方是甲床。甲根下的基底组织是甲母质。甲母质形成甲板，因此对于甲的生长起主要作用。甲的生长是终身不停的，但生长速度因人而异，平均每周生长 0.5~1.2 毫米，因此一个指甲从基质长到游离缘平均需要 5 个月，而趾甲比指甲的生长速度慢 1/3~1/2，所以趾甲需要 7~8 个月才可以完成更新。青年人甲的生长速度比老年人快。在老年，甲还逐渐增厚。所有这些结构对于皮肤的形态和功能有着重要的影响，任何一个部分的疾病都会破坏皮肤的整体美观并且妨碍皮肤发挥正常的保护、分泌、排泄及吸收等功能。因此对于皮肤结构和功能的深入了解，可以使皮肤科医生能够更好地帮助患者，促使其皮肤重新恢复到一种协调的状态，实现治疗疾病、美化皮肤的目的。

皮肤的结构和功能

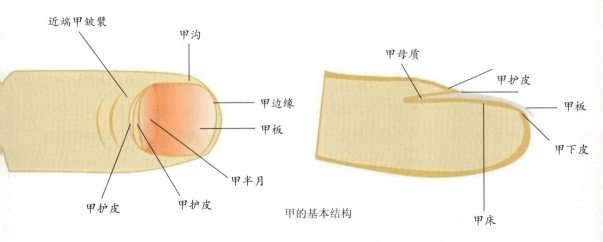

甲的基本结构

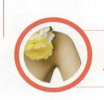

皮肤的功能

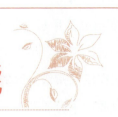

皮肤具有重要的生理功能，可以简单归纳为以下几点。

（1）**维持机体内环境的稳定**：皮肤位于人体体表，介于内外环境之间。在变幻不定的外环境中，人体能保持内环境的相对恒定，皮肤起着决定性的作用。如机体能处于恒温状态，首先要归功于皮肤的体温调节功能。在大脑体温调节中枢的控制、协调下，皮肤通过汗液挥发，血管舒缩，流经皮肤血流量的多少在调节体温上起着重要作用。当外界温度降低时，皮肤的血管收缩，汗液分泌减少，这样散热减少，防止了体内热量的散失。反之，血管扩张，汗液分泌增多，散热加速，以此维持人体体温的恒定。

（2）**对外界刺激的屏障保护作用**：皮肤为机体提供了机械性的屏障保护作用。角质层位于机体最外层，它致密、坚韧，含水量仅 10% ～ 15%，相对干燥，为机体提供了一个有效的保护屏障。真皮的纤维成分富有弹性及韧性，皮下组织具有软垫作用，它们构成了皮肤一个完整的机械性屏障结构，为机体对外界机械性、物理性、化学性及生物性刺激提供保护作用。皮肤是机体免疫防御系统的一个重要组成部分，为机体提供更为活跃、主动的保护作用。位于表皮的朗格汉斯细胞可以吞噬、处理及递呈经表皮进入的抗原性物质，刺激机体的细胞免疫反应。位于皮肤毛细血管周围的肥大细胞，表面有 IgE 受体，受到刺激后，可释放出组胺、5- 羟色胺等活性物质，参与机体 I 型变态反应。角质形成细胞可以产生多种细胞因子，刺激机体的免疫系统。真皮内还有组织细胞、淋巴细胞等，对来自机体内外的刺激做出积极的免疫应答。

（3）重要的感觉器官：皮肤内有丰富的神经纤维末梢及各种感觉神经末梢，接受外界刺激，产生冷、热、触、压、痛、痒等感觉。皮肤中不同类型的感觉神经末梢接受的刺激经大脑综合分析后可产生干燥、潮湿、平滑、粗糙、坚硬、柔软等复合感觉。机体凭借这些感觉对外界刺激做出保护性反应，对外界环境的变化做出正确反应。

（4）分泌功能：小汗腺分泌汗液。正常情况下，只有少数汗腺处于分泌活动状态，每 24 小时共约分泌 500 毫升汗液，称为不显性出汗。当环境温度高于30℃、精神紧张、恐惧或进食刺激性食物时，小汗腺分泌活动明显增加，出汗增多，称为显性出汗，汗液在皮肤表面以汗滴形式蒸发，蒸发 1 克汗液可带走 0.58 千卡的热量，通过排汗可散热降温、起调节体温的作用。皮脂腺分泌皮脂，它与汗液在皮肤表面构成一乳化的脂质膜，可润滑保护皮肤，防止皮肤干燥、裂口，皮脂还有

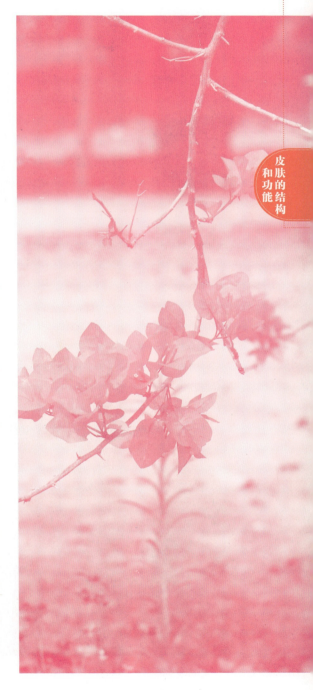

皮肤和功能的结构

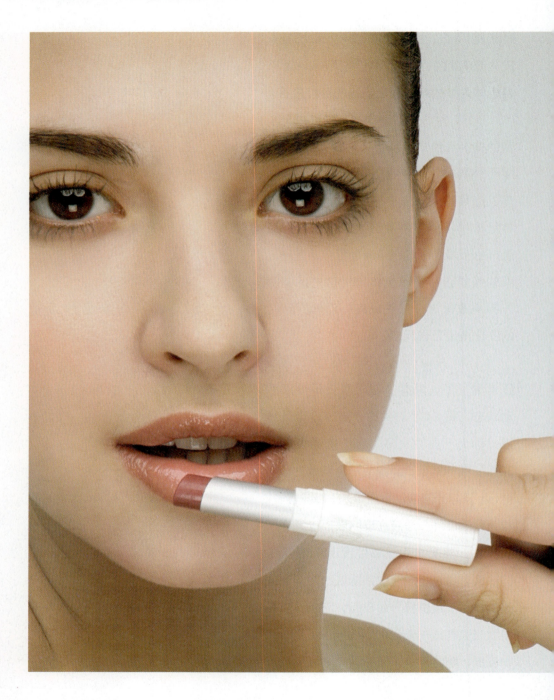

抑制体表微生物繁殖的作用。

（5）吸收照射到皮肤的紫外线：皮肤各层通过反射、折射、散射及吸收作用抵御紫外线对皮肤的损害。对紫外线的吸收是黑素的作用。紫外线到达皮肤表面后，可以激活已合成的黑素，使皮肤发黑，这个反应发生在照射数小时内，为即刻反应。同时，紫外线促进了酪氨酸酶的合成，后者导致黑素产生增加，这个反应发生在照射3～4天后，是迟发反应。黑素在黑素细胞合成后，通过树枝状分枝分布到角质形成细胞，呈伞形聚集于胞核上部。黑素(melanin)为大的不透光分子，可以吸收紫外线，并有散射作用，从而对基底层细胞及真皮乳头内丰富的血管起保护作用。

（6）合成维生素 D：维生素 D 是类固醇衍生物，具有抗佝偻病的作用。维生素 D 的种类很多，主要是维生素 D_2 及 D_3。维生素 D_3 在肝、奶、蛋黄及鱼肝油中含量丰富，在体内可由胆固醇转变成 7-脱氢胆固醇，并储存于皮肤内，在日光或紫外线照射下，7-脱氢胆固醇的 B 环断裂而转变成维生素 D，所以多晒太阳可预防因维生素 D 缺乏所致的佝偻病。

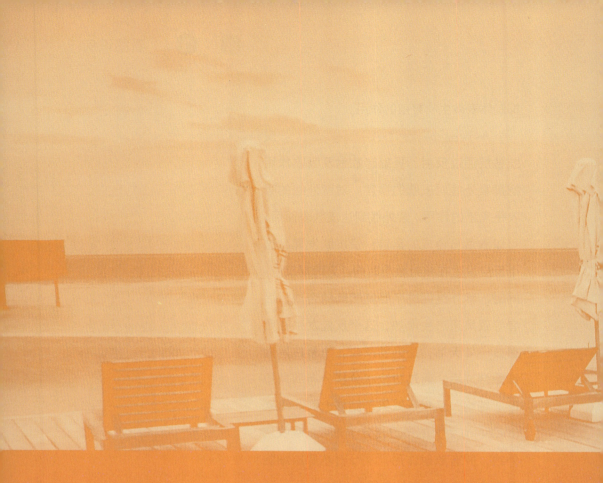

PIFUBING
DE ZHENGZHUANG JIANJIE

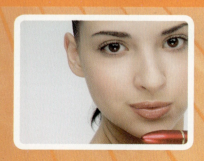
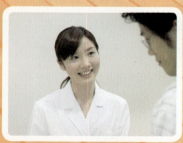
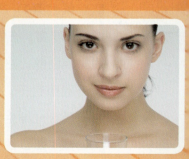

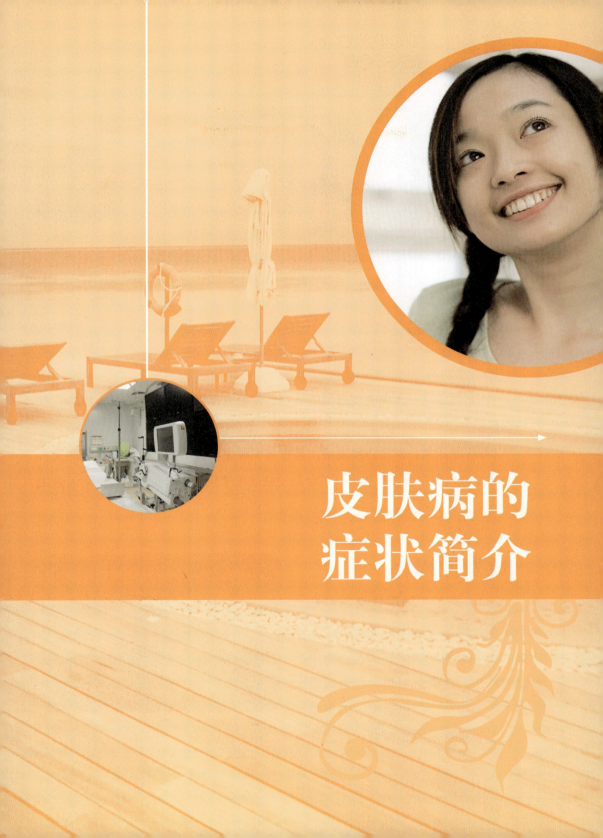

皮肤病的
症状简介

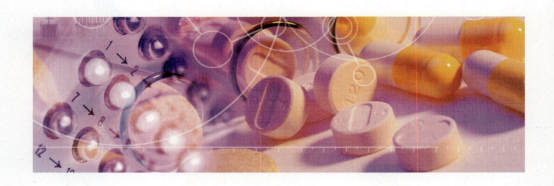

　　各种皮肤病千差万别，无论是患者描述自己的疾病情况还是医生进行诊断、阅读科普书籍时都必须要用到些基本的专业术语，因此简单了解一下医学科普书是如何描述各种皮肤症状对进一步阅读本书十分有益。

　　(1) 自觉症状：患者主观感觉的症状，主要有瘙痒、疼痛、灼烧、麻木、蚁行感等。

　　(2) 皮肤损害：即皮疹或皮损，是患者和医生客观观察到的皮肤黏膜病变，分为原发性损害和继发性损害。前者是皮肤病理变化直接产生的结果，后者是由原发性损害转变而来或由于治疗及机械性损伤所致。

原发性损害

　　（1）斑疹：局限性皮肤颜色的改变，损害与周围皮肤平齐，直径大于 2 厘米的斑疹称斑片。斑疹分为红斑、色素沉着斑、色素减退斑、色素脱失斑、出血斑。红斑是毛细血管扩张或充血所致，压之褪

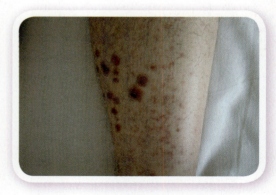

小的红色的斑疹和较大的紫癜同时发生在小腿，此系过敏性紫癜病例

色。出血斑是血液外渗到周围组织所致，压之不褪色，呈鲜红、暗红、紫红、紫蓝或黄褐色，分为淤点（小于 2 毫米）、紫癜（2~5 毫米）和淤斑（大于 5 毫米）。

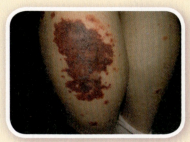

淤斑发生在小腿的大片出血，中央可以见到血泡

（2）丘疹：局限性坚实隆起的浅表性损害，直径小于 1 厘米，病变通常位于表皮或真皮浅层，一般由炎性渗出或增生所致。

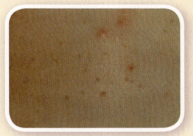

发生在前胸部的小丘疹，淡红色，此系传染性软疣的表现

（3）斑丘疹：介于斑疹和丘疹之间稍隆起性损害。

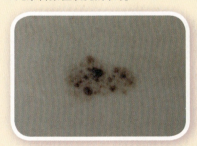

可以描述成斑丘疹的皮损，此系色素痣

（4）丘疱疹：丘疹顶部有小水疱。

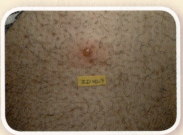

丘疱疹，此系成人水痘

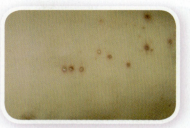

发生在胸腹部的丘脓疱疹，此系毛囊炎

（5）丘脓疱疹：丘疹顶部有小脓疱。

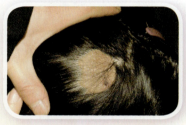

发生于头皮的扁平隆起性斑块，此系皮脂腺痣

（6）斑块：直径大于1厘米的扁平隆起性的浅表性损害，多为丘疹扩大或融合而成。

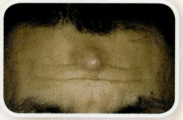

发生在额部的结节，此系发生在额部的表皮囊肿

（7）结节：圆形或类圆形局限性坚实深在性损害，病变常深达真皮或皮下组织，可稍高出皮面。

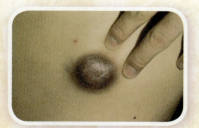

发生在腰部的肿块

（8）肿块：直径大于2厘米的结节。

（9）水疱和大疱：内含液体高出皮面的局限性腔隙性损害，直径小于1厘米者为水疱，直径大于1厘米者为大疱，疱液为血性时称血疱。

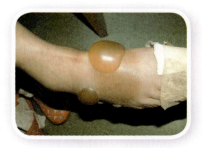

发生在足部的水疱

（10）脓疱：含有脓液的疱，分为感染性脓疱和非感染性脓疱。

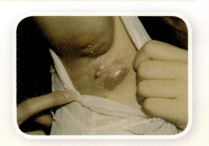

发生在腋下的多发性脓疱

（11）囊肿：含有液体或黏稠分泌物以及细胞成分的囊性损害，触之有弹性，一般位于真皮或皮下组织。

继发性损害

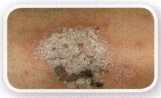

神经性皮炎表面的鳞屑

（1）鳞屑：为脱落或即将脱落的异常角质层细胞，鳞屑可呈糠皮样、叶片样、贝壳样或手套、袜套样。

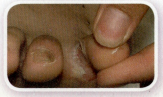

足部多汗导致趾间浸渍、糜烂并伴有真菌感染

（2）浸渍：由于长时间浸水或处于潮湿状态引起皮肤变软、变白甚至起皱。

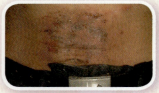

发生在腹部的小的糜烂面和渗出，此系腰带扣导致的急性湿疹

（3）糜烂：表皮或黏膜上皮的缺损而露出的湿润面，由水疱、脓疱破裂或浸渍处表皮脱落所致，损害浅表，愈后不留瘢痕。

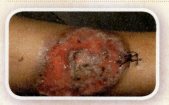

发生在上臂的溃疡，此系坏疽性脓皮病

（4）溃疡：皮肤黏膜深在性缺损，深达真皮深层或皮下组织，愈后遗留瘢痕。

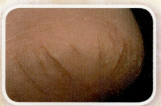

发生在足跟的皮肤裂隙，此系常见的足跟龟裂

（5）裂隙：也称皲裂，为线条状的皮肤裂口，通常深达真皮。

（6）抓痕：搔抓或摩擦所致的表皮或达到真皮深层的缺损。若缺损达到真皮则愈后留下瘢痕。

（7）痂：创面上浆液、脓液、血液、药物、上皮细胞、鳞屑、杂物及细菌等混合干涸而成的附着物，分为浆液痂、脓痂和血痂等。

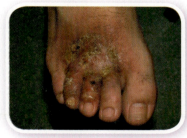

足癣伴发感染造成的结痂

皮肤病的症状简介

（8）瘢痕：真皮或深部组织缺损或破坏后由新生结缔组织修复而成，分为萎缩性瘢痕和增生性瘢痕。

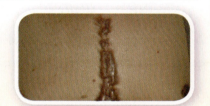

外科手术后手术切口瘢痕形成，下方在瘢痕基础上形成溃疡

（9）苔藓样变：也称苔藓化，为经常搔抓或摩擦引起皮肤局限性浸润肥厚，皮沟加深，皮嵴隆起，表面粗糙，状如皮革。

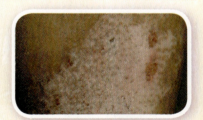

发生在小腿前的苔藓样变，皮肤粗糙、变厚

（10）萎缩：表皮萎缩为局部表皮菲薄，正常皮沟变浅或消失。真皮萎缩为局部皮肤凹陷。皮下组织萎缩为皮下脂肪组织减少所致的明显凹陷。

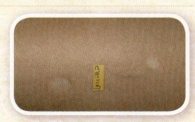

发生在下肢的斑片样皮肤萎缩，照片可见到两个指甲盖大小的白色萎缩斑，触诊时可以感觉到皮肤明显凹陷，此系硬斑病

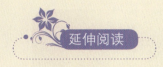
延伸阅读

皮肤病的外用药

外用药的类型

（1）溶液：常用的溶液有 3％硼酸溶液、1:5000 ～ 1:10000 高锰酸钾溶液、呋喃西林溶液等。使用这些溶液的目的，大多是作为湿敷。皮肤病的湿敷，主要是冷敷，其目的是通过冷敷使有渗出液的创面，渗液减轻，创面清洁。正确的湿敷方法是：使用比创面略大的消毒纱布 6 ～ 8 层（普通消毒口罩也可代用），浸透溶液，略拧干，以不滴水为度，放在创面上，根据创面渗液情况，平均每隔 15 ～ 30 分钟更换纱布一次，要保持纱布清洁和潮湿，湿敷的主要目的是通过纱

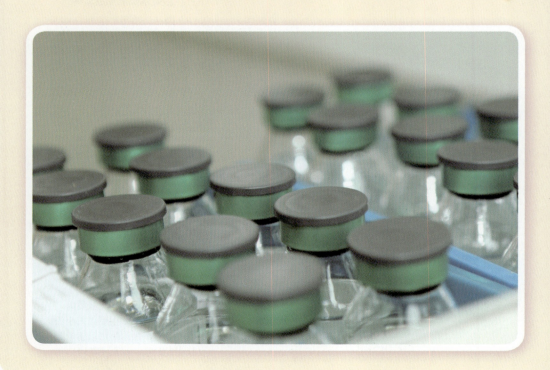

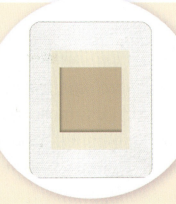

布的虹吸作用，使创面上的渗液全部被纱布吸收，再加上不断冷敷，使皮下扩张的毛细管收缩，新的渗液减少，达到创面清洁的目的。这种情况主要适用于急性湿疹、皮炎、二度烫伤后疱溃破的渗液面，但大面积湿敷要考虑到药物吸收中毒的可能性，冬天使用要慎防感冒。

（2）洗剂：洗剂就是水和粉的混合制剂，平时水在上层，粉剂沉淀在瓶底。皮肤科常用的洗剂是炉甘石洗剂、硫黄洗剂等。使用时，必须先摇均匀，后用毛笔或棉签涂用。洗剂每日需要多次使用才能发挥止痒和局部的降温作用。

（3）酊剂：酊剂是一种药物溶解于乙醇中的制剂，常用的有止痒酊剂、皮肤癣药水等。这类药物涂用后，由于乙醇蒸发较快，再加上乙醇制剂中含有止痒、脱皮的药物，便可达到治疗作用。由于药物有一定刺激性，所以面部、黏膜部位及婴幼儿不宜应用，特别是癣药水，由于有强烈的刺激、脱皮作用，所以必须在医生指导下进行。

（4）冷霜制剂：冷霜制剂是皮肤科最常用的一种制剂。由于它外观细腻、洁白，像化妆品，容易被患者接受。常用的冷霜制剂，除了加有止痒药物的止痒霜剂（如复方维生素 E 霜）、软化角质层的尿素霜外，最常见的就是各类皮质类固醇类激素霜剂（如糠酸莫米松乳膏、地塞米松、去炎松霜）。一般情况下，每日使用两次即可。

（5）软膏：软膏的主要成分是羊毛脂、凡士林。由于软膏比较油腻，已逐步为冷霜制剂所取代。但油腻的软膏涂用后，能使皮肤软化，药物易于深入吸收，对某些角化、慢性皮肤病（如斑块型银屑并重度皲裂）其效果要优于冷霜制剂，常用的软膏如复方苯甲酸软膏、硫黄软膏、芥子气软膏等。

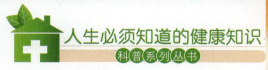

（6）硬膏、涂膜制剂：这是近年来改良的外用药制剂。它是把药物加入胶布或薄膜制剂中，涂用后薄膜与外界空气隔绝，便于药物吸收，避免了因衣服摩擦而使药物损失，常用的制剂如肤疾宁硬膏。但硬膏制剂，对部分患者可以发生胶布过敏，要注意因吸收过量而引起的不良反应。

外用药的用药原则

（1）急性皮炎：急性皮炎早期无渗出阶段，可选用洗剂或霜剂。急性皮炎渗出明显者，需要使用硼酸溶液湿敷，不宜用软膏，因此时软膏能妨碍皮损处散热，阻碍分泌物排泄，可使急性皮炎加重。急性化脓性皮肤感染，宜用含抗菌药性溶液湿敷。

（2）亚急性皮炎：可选用霜剂、油剂、洗剂或粉剂。

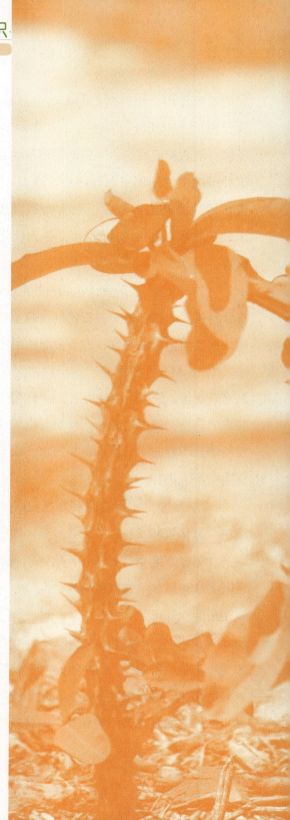

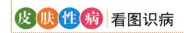

（3）**慢性皮炎**：若皮肤表现为浸润肥厚、苔藓化、角化或皲裂等，宜用软膏，特别肥厚的慢性皮炎需要人工做封包治疗。

（4）**急性皮炎与慢性皮炎**：急性皮炎与慢性皮炎并存时，在局部治疗上应首先治疗急性炎症；感染性炎症与非感染性炎症同时存在时，应首先控制感染。

外用药的注意事项

（1）**棉棒**：涂抹软膏、乳膏最好用无菌棉棒。

（2）**湿敷**：湿敷创面时最好将无菌纱布用无菌镊子拧至半干，敷于患处。大面积湿敷时，应注意保暖，防止受凉；硼酸有弱的毒性，不易长期、大面积湿敷使用以防吸收中毒。

（3）**激素药**：激素药膏使用要慎重，需要在医生的指导下进行。尤其面部不得随意使用含激素软膏。面部好发各种过敏性皮肤病，激素类外用药有很好的抗过敏作用，患者常常自行外用皮质激素类霜剂治疗，长期使用后容易发生皮肤萎缩、多毛、毛细血管扩张等皮质激素不良反应，并会造成皮肤对激素的依赖性，因此，除非医生有特别交待，面部不得使用激素软膏。

（4）**刺激药**：外用易致敏或刺激性较强的药物如氮芥酒精时，应先小面积试用，若无红斑水肿及过敏反应，方可使用。

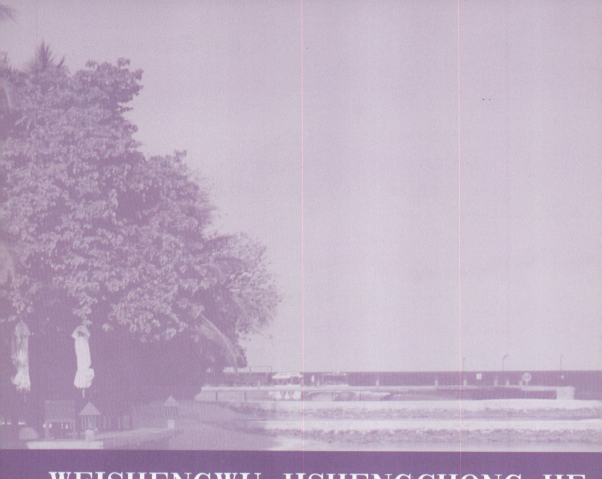

WEISHENGWU JISHENGCHONG HE CHONGDINGYAO DAOZHI DE PIFUBING

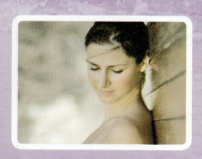
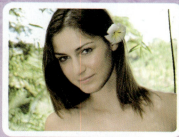
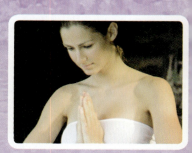

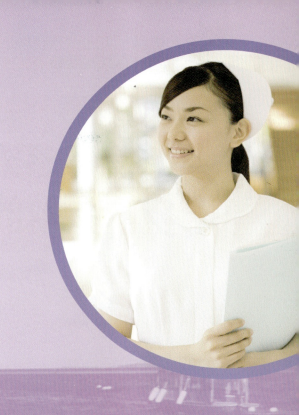

微生物、寄生虫和虫叮咬导致的皮肤病

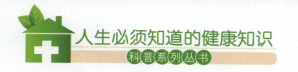

病毒感染
导致的皮肤病

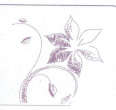

单纯疱疹

临床表现

单纯疱疹表现为发生在口周的红斑，在红斑基础上有成群的小水疱或者脓疱，一般单发，偶尔有多发者，民间所说的"上火"部分就包括本病在内。单纯

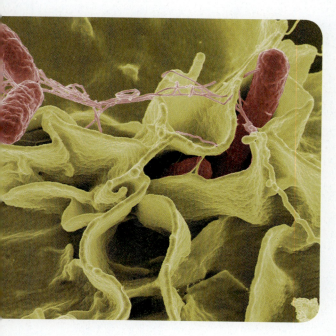

疱疹的原因系单纯疱疹病毒（HSV）感染所致。HSV是一种喜欢感染神经的病毒，通过人与人之间的直接接触如亲吻、间接接触如共用碗筷、口红等在人群中传播。感染后病毒在皮肤局部造成红斑和水疱的典型皮损，之后人体的免疫系统被激活，病毒被抑制。但人类对该病毒的免疫防御不健全，不能产生永久免疫力，也不能彻底将病毒杀死，部分病毒从感染部位皮肤的感觉神经逆行进入颅神经节内潜伏，日后待人体免疫力降低时，如感冒、劳累、

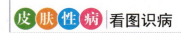

熬夜、醉酒、月经，潜伏的病毒会增生活化，沿潜伏的神经移行到皮肤，在大致相同的部位复发。

治疗和预防

单纯疱疹是自限性的病毒感染，健康的人感染后即使不经治疗1～2周可以自愈。使用泛昔洛韦类抗病毒药物内服、外用效果可以缩短病程。体弱免疫力差者单纯疱疹可以频繁复发。适当使用免疫调理药物如胸腺肽、转移因子等有助于减少复发。

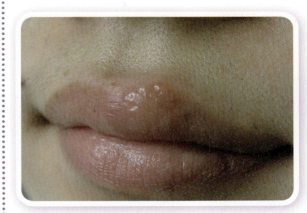

发生在上唇的单纯疱疹
此照片是发生在早期的单纯疱疹典型外观，可以见到发生在上唇的成群小水疱，水疱数日后结痂，约1周左右痂皮脱落，消退后一般不留痕迹

微生物、寄生虫和虫叮咬导致的皮肤病

水痘和带状疱疹

之所以将水痘和带状疱疹放在一起是因为这两者密切相关：它们都是由称为水痘—带状疱疹病毒的同一种病毒感染引起的。人类在幼年期第一次感染时表现为水痘。水痘愈后病毒不能被完全、彻底地清除，而是潜伏在脊神经或颅神经的感觉神经节内。潜伏期可以持续数年到数十年。在人体免疫力下降时，潜伏的病毒苏醒、增殖，引起所潜伏的神经节炎症，在相应神经节段分布区域产生水疱，破坏神经导致疼痛称为带状疱疹。

临床表现

（1）水痘：水痘带状疱疹病毒通过飞沫传播，传染性强，多发生于儿童，近年来青少年、成年人发病也不少见。潜伏期2周左右，皮疹先从头面部开始，逐渐向下扩散到躯干部，喜欢发生在身体的中心部位，称为向心性分布。典型的

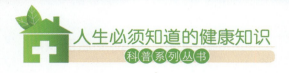

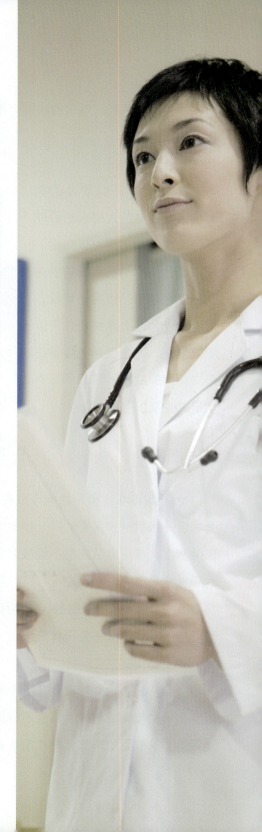

水痘损害为绿豆大小的丘疹其顶端见小水疱，水疱数日即干涸结痂，患者常同时存在不同发展阶段的皮损。自觉轻度瘙痒，可伴有低热，病程 2～3 周。水痘疫苗不能提供百分之百的保护，因此注射疫苗后仍有可能感染水痘，但症状相对较轻。近年来，年龄偏大的孩子、青少年，甚至成人发生水痘的情况有增多的趋势，可能和幼年接种水痘疫苗获得一定的免疫力，但随着时间的推移疫苗的保护性下降、消失有关。

（2）带状疱疹：多数发生在成年人，特别是 50 岁以上的老年人相对高发。带状疱疹的特点是在身体单侧沿某一周围神经分布区的丘疹与疱疹，严重时可出血、坏死，皮疹成簇出现。各簇皮损之间有正常皮肤。因为神经都有特定的走行方向，所以带状疱疹一般沿神经走行方向呈条带状分布。病毒破坏神经患者常有程度不等的神经疼痛症状，大部分患者先出现神经痛，然后出现水疱。水疱在发生 1 周左右开始结痂。如果不出现合并症，经过 2～3 周后结痂脱落，不留痕迹。带状疱疹可以发生在身体的任何部位，但以腰腹部相对多见。发生在腰部的就是民间俗称的"蛇缠腰"、"转

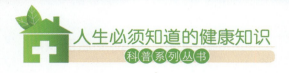

腰龙"，因为只侵犯一支神经纤维，绝大部分的带状疱疹都发生在身体单侧。在身体免疫力极度底下时（比如艾滋病晚期、恶性肿瘤晚期）身体左右两侧可以同时发生或者全身泛发，因此民间所谓的"蛇缠腰"转一圈会危及生命的说法不准确。带状疱疹时因为损伤的神经不易修复，疼痛的程度和持续的时间个体间差异很大，一般年龄越大疼痛越剧烈，疼痛持续的时间也越长。接触带状疱疹患者可以使未患过水痘的人群感染水痘。

治疗

水痘有自愈性，加强护理，防止继发呼吸道感染即可，患者应隔离至皮疹完全结痂以控制传染，适当使用洛韦类抗疱疹病毒药物可以缩短病程。带状疱疹应尽早进行抗病毒、营养神经和止痛治疗。神经痛剧烈者和后遗神经痛者可以辅以物理治疗。

微生物、寄生虫和虫可咬导致的皮肤病

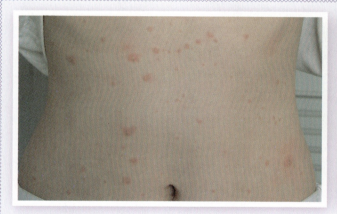

发生在腹部的水痘
此系成年人发生的水痘早期照片，注意在早期不是所有的丘疹中央都会形成典型的水疱

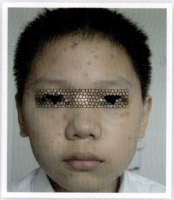

水痘
水痘发生的特点是先从头面部开始，之后的 1～3 天内逐渐向身体下部发展，出现在躯干、最后发展到四肢。这是发生在儿童面部的典型水痘照片：红色丘疹，在丘疹的中央可以见到透亮的水疱，头发内也可以见到类似的丘疹水疱

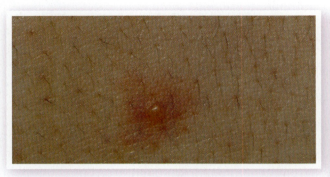

水痘近距离特写
中央见2毫米直径的透亮小水泡，
周围有红晕

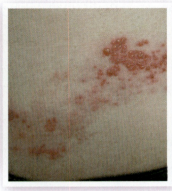

带状疱疹
发生在成年人左腰部，沿肋间神
经走行方向分布的丘疹水疱群，
伴有明显的神经疼痛

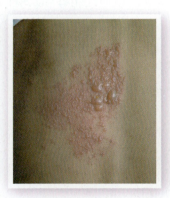

带状疱疹
背部见到类似的皮损，疱疹
病毒因为从肋间神经发出，
所以疱疹不会越过身体的中
线，只发生在身体的单侧

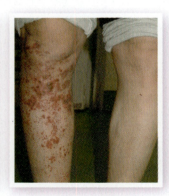

发生在右侧小腿的带状疱疹

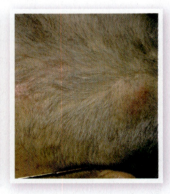

发生在老年人头部的带状疱疹
侵犯左侧三叉神经第1支，
发生在三叉神经的带状疱疹
疼痛比较剧烈和持久

疣

临床表现

各种皮肤疣（俗称瘊子）都由人乳头瘤病毒（简称HPV）感染引起。HPV

依据其 DNA 的构成不同可以分成 100 多型，不同的型引起不同的临床病症。扁平疣一般由 HPV3、5、8、9、11 型导致，多见于面部、手背，表现为米粒大小的肤色或褐色扁平丘疹，多无自觉症状。寻常疣由 HPV2、4、7 引起，多见于手部，外观呈肤色或灰褐色半球形丘疹，表面粗糙呈刺状，称为寻常疣，长在指甲周围的称为甲缘疣，发生在足部就称为跖疣。由于挤压和摩擦原因，跖疣多数呈扁平状，角化很明显，容易误诊为鸡眼。

HPV 只在人之间传播，主要通过直接接触患者（握手、足疗）或间接接触被患者污染的物品（公车扶手、电脑键盘、鼠标、拖鞋、游泳池等）传播，感染后可以因为搔抓、剪刀修剪而自体传染和扩散。病毒是不分公母的，所有的疣皆有传染性，但疣的自身传染受卫生习惯、个体免疫力的影响在人与人之间会有很大的不同。有人因为搔抓或试图使用指甲刀等工具修剪疣而使疣扩散增多，有人因为免疫力较好而多年保持单个疣而不传染增多，甚至有人会自愈，因此公瘊、母瘊的说法是错误的。

治疗

寻常疣、跖疣是可以完全治愈的，传统的治疗手段有冷冻、激光等，近年来新的平阳霉素封闭技术具有治愈率高、不留瘢痕，不影响工作的优点。扁平疣因为多数发生在面部，对容貌有影响，患者求治心情迫切，使用阿维 A 联合免疫调节剂内服治疗有较好效果。

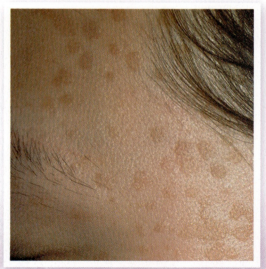

扁平疣
面部多发性淡褐色扁平丘疹，偶尔有瘙痒

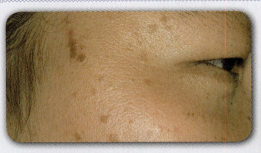

面部的扁平疣搔抓后传染
指甲沾染病毒，沿搔抓方向接种传染，导致条
索状扁平疣发生

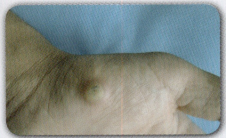

寻常疣
发生在手掌的半球形坚实丘疹

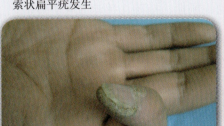

甲缘疣
严重时可切入指甲下方，破坏指甲外观

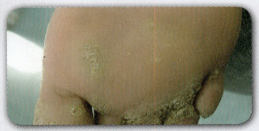

跖疣
发生在足底的寻常疣称为跖疣，常常会误诊为
鸡眼

传染性软疣

临床表现

传染性软疣是一种常见传染性皮肤病，由传染性软疣病毒引起。因为皮疹的质地比较软，有透亮感，民间俗称"水瘊子"。"水瘊子"表面有蜡质的光泽，中间有一个小的凹陷，形态像人的肚脐眼，称为"脐窝"。用镊子挤或者指甲抓破，会挤出乳白色奶酪样的东西，称为"软疣小体"。此小体包含大量病毒，具

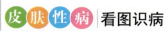

有传染性，平时可以通过浴巾、手指的搔抓自体传染、播散。随着时间的延长，"水瘊子"可以变大，从刚开始的小米粒大到绿豆大甚至黄豆大，数量也会增多，同时伴有轻重不一的瘙痒，搔抓后往往会有不同程度的炎症反应。在西方国家本病归属性病的范畴。在我国，一般通过公共澡堂洗澡、搓澡感染。幼儿园的儿童互相玩耍接触过多也是常见传染方式。

治疗和预防

消毒后挑除疣体，烫洗内衣、浴巾，有时需要多次治疗才能清除干净。平时尽量不去公共浴池、桑拿洗浴，避免使用公共和他人的浴巾。

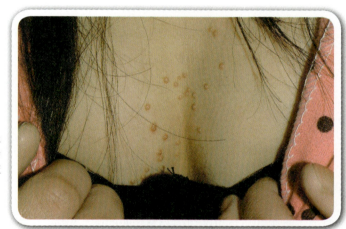

传染性软疣
前胸部皮肤上出现蜡样光泽的珍珠状小丘疹，顶端凹陷，能挤除乳酪样软疣小体

手足口病

手足口病是由多种人肠道病毒引起的一种儿童常见传染病，以发热和手、足、口腔等部位的皮疹或疱疹为主要症状。少数患者出现无菌性脑膜炎、脑炎、急性弛缓性麻痹、神经源性肺水肿和心肌炎等，个别重症患儿病情进展快，可导致死亡。成人也可以感染，感染后多不发病，但能传播病毒。手足口病已在世界多个地区暴发和流行。近年来在中国的发病率显著升高，并呈现季节性流行和全年散发趋势。我国于2008年将其规定为法定报告管理的丙类传染病。导致手足口病的病毒主要有柯萨奇病毒和埃可病毒。这两种病毒又分为很多亚型，人是这些病

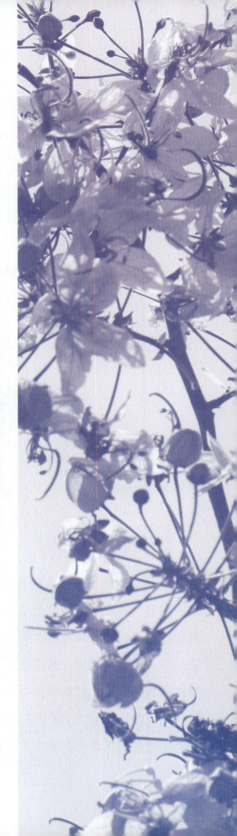

毒的唯一宿主，患者、隐性感染者和无症状带毒者均为主要传染源。发病后 1 周内传染性最强，感染后患者粪便排毒 4~8 周，口鼻排毒 1~2 周，隐性感染者和轻型散发病例是流行期的主要传染源。手足口病可经胃肠道（粪－口途径）传播，也可经呼吸道（飞沫、咳嗽、打喷嚏等）传播，亦可因接触患者口鼻分泌物、皮肤或黏膜疱疹液及被污染的物品等传播。现在尚不能明确是否可通过水或食物传播。疾病流行期间，幼儿园易发生集体感染。医院内交叉感染和口腔器械消毒不严也可传播。不同年龄均可感染发病，但以 5 岁及以下儿童为主，尤以 3 岁及以下儿童发病率最高，占发病数 80％以上，主要原因由于该年龄组的儿童抵抗能力低下，从母体所获得的抗体已经消失，而自身的细胞及体液免疫机制尚未发育完善所致。感染后均可获得针对该亚型病毒的免疫力，产生的抗体可在体内存留较长时间，对同亚型病毒产生较强的免疫力，但对其他的病毒亚型无免疫力，因此发生其他亚型流行时患者可反复感染此病。该病四季均可发生，流行季节为夏、秋季，常从 3~4 月份开始增多，6~7 月份达高峰，9 月份以后发病率明显降低。

临床表现

约半数患者于发病前 1~2 天或发病同时出现发热，体温 38~40℃，发热可持续 4~7 天，也有始终不发热者。发热后不久患者手、足以及口腔出现红色小丘疹，并迅速转为小疱疹，疱疹直径 2~4 毫米，如米粒大小，呈圆形、椭圆形，周围有红晕，疱内液体较少。如图 A、图 B、图 C 所示。有时在患者臀部、肛周、膝关节和肘关节也可见到疱疹。口腔疱疹多分布在舌、颊黏膜、口唇、硬腭、咽、扁桃体等处，

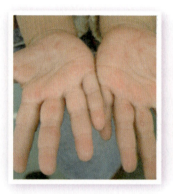

图 A 手足口病的手掌病变
手掌有红晕，中央可以见到深在性水疱，没有明显的感觉或者有轻微的痛痒感

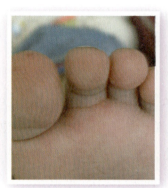

图 B 手足口病的足部病变
发生在足底的有红晕的深在性水疱

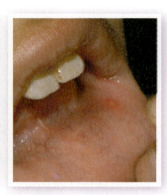

图 C 手足口病
口腔黏膜溃疡，外观和普通的口腔溃疡类似

并很快变成小溃疡，使儿童患者出现流口水和拒食表现。手、足、臀部出现的斑丘疹在 5 天左右由红变暗，然后消退，一般无疼痛及痒感，愈后不留痕迹。手、足、口部位红斑、水疱在同一患者不一定全部出现，水疱及皮疹通常在 7~10 天消退。部分患者可伴有咳嗽、流涕、食欲不振、恶心、呕吐、头痛等症状。这些年由于媒体的过分渲染，使公众认为手足口病是非常严重的疾病，实际上绝大部分患者症状轻微，可以自愈，无后遗症。极少数病例（尤其是小于或等于 3 岁者）可出现脑炎、脑脊髓炎、脑膜炎、肺水肿、循环衰竭等，严重时可以危及生命。这种重症的手足口病主要由称为 EV71 型的病毒感染所致，需要积极救治。

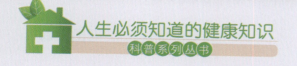
预防和治疗

目前尚无有效的手足口病疫苗，因此加强监测是控制疾病流行的关键。流行期间幼儿园、小学等单位做好晨检，发现疑似患儿，及时隔离。医院应加强预诊，设立专门诊室，严防交叉感染。治疗方面，目前尚缺乏特异、高效的抗柯萨奇病毒药物，好在绝大部分手足口病症状轻微，且可以自愈，因此对症和支持治疗是主要的治疗措施。适当使用利巴韦林，中草药如板蓝根、大青叶、银花等具有一定治疗效果。

日常护理

发热处理：一般患儿为低热或中度热，无需药物降温，可给予温水擦浴，鼓励多喝水。体温超过38.5℃者，可行物理降温或服用布洛芬口服液等小儿退热药。发热患儿应尽量减少活动量或卧床休息，多饮温水。

口腔护理：嘱家长给患儿漱口，可用盐水漱口，不能漱口者饮水或用棉签蘸温开水或生理盐水清洗，也可用思密达粉剂调成糊状涂创面。

饮食调整：应给予高蛋白、高热量、高维生素、易消化的清淡饮食。因高热及口腔疱疹溃疡疼痛者，食欲较差或不愿进食，要给予温凉可口的流质或半流质饮食，宜少量多餐，避免冰冷、辛辣等刺激性食物。喂食速度宜慢，尽量减少摩擦，可用逗引、讲故事的方式分散注意力，减轻疼痛，增进食量。

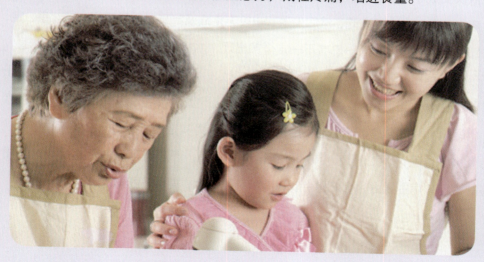

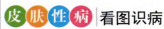

细菌感染
导致的皮肤病

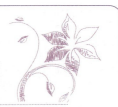

脓疱疮

临床表现

脓疱疮俗称"黄水疮"，主要由金黄色葡萄球菌感染皮肤所致。卫生习惯和卫生条件不良的学龄前儿童易患本病。多发生在颜面部、口鼻周围，表现为脓疱和黄色结痂。脓疱和痂皮中含大量细菌，自觉瘙痒，搔抓时细菌随污染的指甲感染到其他部位皮肤。脓疱破裂时脓液流经的部位也可感染。一般是单纯的皮肤感染，没有全身的感染症状。

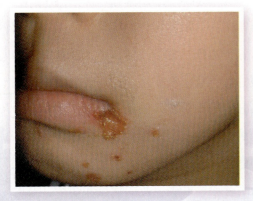

儿童面部的脓疱疮
下颌部、见蜜黄色的脓液和结痂

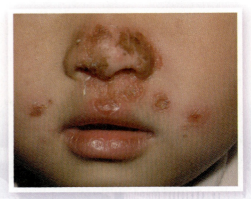

儿童脓疱疮
发生在口鼻周围的脓疱疮，见红斑和结痂

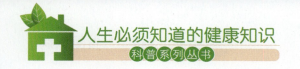

预防和治疗

内服阿莫西林 – 克拉维酸钾片或头孢类抗生素，外用莫匹罗星软膏、夫西地酸软膏等可迅速控制病情。卫生条件不良是脓疱疮的主要原因，夏季给孩子勤洗澡、勤洗手、勤剪指甲，注意皮肤卫生可以预防脓疱疮的发生。

毛囊炎

临床表现

毛囊炎是指发生于人体皮肤毛囊的炎症，主要表现为毛囊口小的红色丘疹或脓疱，周边可有红晕，感觉疼痛或瘙痒。可以是急性发生，也可呈慢性经过或反复发作。毛囊炎在人群中发生率很高，几乎每个人的一生中都有发生毛囊炎的经历。

人体的前胸、后背属于皮脂分泌较多的部位，受遗传、饮食、季节等方面的影响，容易发生毛囊炎。可以分为真菌性毛囊炎和细菌性毛囊炎，二者在临床表现上有相似之处，但感染的原因不同。除感染性原因外，非感染性包括各种化学物质如煤焦油、石蜡、石油等刺激，以及物理因素如搔抓、摩擦、拔毛、剃毛等。有些毛囊炎还可能与遗传和个体的免疫异常有关，反复发作的毛囊炎应早查出潜在的病因。引发毛囊炎发病的因素很多，除了湿疹、痱子、瘙痒症、虱病等瘙痒性皮肤病外，营养不良、卫生条件差、慢性病导致体质变差、长期使用免疫抑制剂、贫血、糖尿病、艾滋病、皮脂腺分泌旺盛等也是发病的重要诱因。发病年龄多为 18 ～ 40 岁，男性多于女性。一般单纯型毛囊炎，发病数目少，部位局限，通常 1 周左右可以自愈，对人体无明显的危害。如果反复发生，受累及的部位比较多，且常规的抗菌治疗无效，应该到医院就诊，明确可能的病因和诱因，及时发现糖尿病、艾滋病等潜在的疾病。

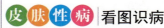

（1）**真菌性毛囊炎**：是由糠秕孢子菌引起的皮肤炎症，也称为糠秕孢子菌性毛囊炎，皮损为半球状红色丘疹，米粒至绿豆大小，周围绕以红晕，中央无脓液。此型毛囊炎数目较多，大致均匀地分布于整个背部和前胸部位（图A），有一定的瘙痒感。

（2）**细菌性毛囊炎**：油性肤质者容易发生，辛辣刺激性饮食导致皮脂分泌亢进，腺体导管排泄不畅，皮脂淤积继发细菌感染形成炎症，患者往往伴有类似痤疮样损害。此类毛囊炎全身都可以发生。皮损表现为红色丘疹，顶部有黄白色脓液（图B），遇刺激后产生痒痛的感觉。

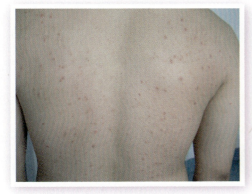

图 A 发生在背部的糠秕孢子菌性毛囊炎
红色的以毛囊为中心的小丘疹均匀分布在背部，没有自觉症状或者有轻度的瘙痒感

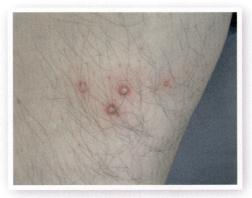

图 B 发生在小腿的毛囊炎
小腿部以毛囊为中心的红色丘疹，中央有黄白色小脓疱

治疗

成年人偶发的毛囊炎可以视为正常现象，若反复发作且数目较多要警惕全身性疾病如糖尿病的可能。除糖尿病外，辛辣刺激性饮食可以诱发和加重毛囊炎。反复发作的毛囊炎患者应注意调整饮食结构，以清淡的素食为宜。对于细菌性毛囊炎，数目较少的可以外用莫匹罗星软膏、阿米卡星洗剂治疗，数目较多时可以配合内服阿莫西林、头孢类抗生素治疗。对于糠皮孢子菌引起的真菌性毛囊炎可以外用二硫化硒洗剂清洗，皮疹广泛症状较重时应配合口服抗真菌药，如酮康唑片、伊曲康唑胶囊等。

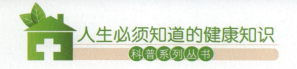
丹毒

　　丹毒是一种临床常见的疾病，由乙型溶血性链球菌感染引起，是侵犯皮肤或皮肤淋巴管的感染性疾患。丹毒在任何季节都可以发病，以夏秋季多发，好发部位是头面部和下肢，由于被感染的皮肤会显著发红而得名。皮肤的轻微擦伤、抓伤、虫咬、湿疹、脚癣等都可成为病原菌侵入的途径。有时外伤极其轻微，如口腔周围、鼻腔、眼部、耳部等处的细微破伤，都可以引起丹毒。有挖鼻孔、拔鼻毛等习惯的人可能发生颜面丹毒；有足癣、搓脚习惯的人则可能发生下肢丹毒。

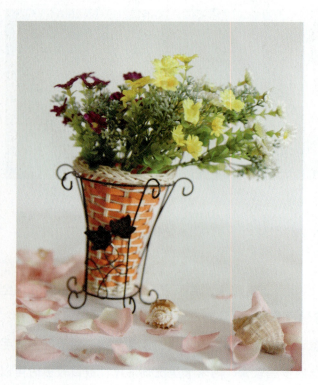

其他的皮肤病如蚊虫叮咬、慢性湿疹也往往成为丹毒的诱因。人体抵抗力的下降是丹毒发病的先决条件。

临床表现

　　急性丹毒的潜伏期为数小时或 3～5 天。在发病前数小时内，患者常感到周身不适、寒战、头痛、口渴、恶心或关节酸痛，然后体温很快升高至 39～40℃，受损部位的皮肤发红，边缘清晰并稍隆起，与正常皮肤有明显的分界，红肿皮肤按之褪色，放手后红色很快复原。炎症迅速向四周扩散，有时出现水疱，局部一般有疼痛或者烧灼感，但也有疼痛不明显者。在炎症蔓延的同时，中心部位红色逐渐消退变暗，并有少量脱屑。少数丹毒患者还可能合并蜂窝组织炎。感染丹毒时会出现附近淋巴结肿大、淋巴管红肿，俗称"起红线"，若不及时治疗，年老体弱者常可合并肾炎、皮下脓肿、败血症等疾病。发生丹毒后容易引起局部淋巴管堵塞，导致局部淋巴循环障碍，抵抗力下降，因此丹毒容易复发。复发性丹毒是在急性丹毒消退后，每隔几周、几月或数年复发一次，形成慢性丹毒。反复发作可使局部组织肥厚，淋巴血液回流进一步障碍，可导致淋巴结肿大。

预防和治疗

平时纠正不良的习惯如抠鼻、抠脚、掏耳等，注意卫生，有足癣湿疹时应积极治疗，否则长期的搔抓可以增大患丹毒的风险。丹毒具有传染性，凡患者穿用过的衣物都要用沸水烫洗，以免传染给他人。患丹毒后应卧床休息，休息和睡觉时将患部抬高并多饮白开水，避免用手抓摸患处。

治疗首选青霉素或头孢类药物，应保证用药剂量，用药时间需2周左右。青霉素或头孢类药物过敏者可选大环内酯类药物，如红霉素或阿奇霉素等。反复发作的丹毒可以考虑联合使用免疫调

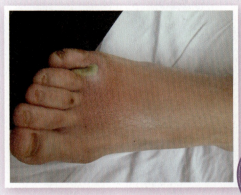

发生在足背的丹毒
由4、5趾间足癣感染诱发，足背弥漫性红斑，疼痛明显

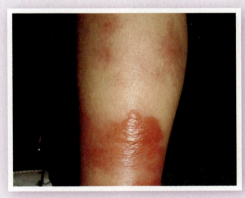

发生在小腿的丹毒
伴有水肿的大片红斑，局部形成水疱，红斑部位皮肤温度升高，有明显的触压疼痛

微生物、寄生虫和虫叮咬导致的皮肤病

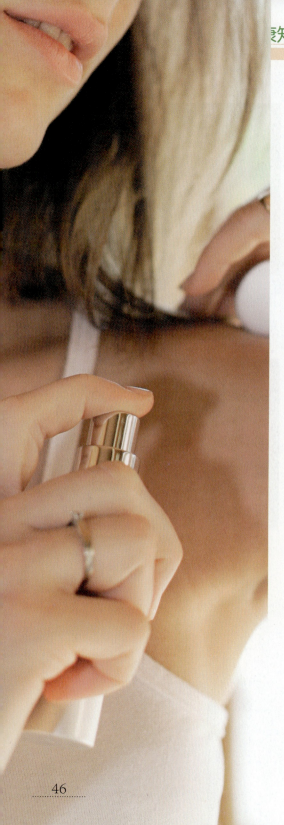

节剂治疗。治愈后适当加强锻炼、提高体质对预防复发有帮助。中药对治疗丹毒有辅助效果，常用的如银花、连翘、蒲公英、地丁、大青叶、黄芩、赤芍、野菊花，发生在头部者加菊花，发生于下肢者加牛膝。慢性丹毒可以加用理气活血软坚的药，如乳香、没药、桃仁、红花、当归。局部治疗在急性期可用硫酸镁溶液或0.1%雷夫诺尔溶液湿敷，或用中药公英、马齿苋煎水冷却后湿敷，每日换药3～4次，待皮肤水疱干燥，红肿消退后即可停用。

淋巴管炎

急性淋巴管炎是发生在管状淋巴管的急性炎症，好发于四肢，尤以下肢多见。致病菌多为金黄色葡萄球菌和溶血性链球菌，细菌从损伤的皮肤或黏膜侵入，蚊虫叮咬后过度搔抓是常见的原因，其他感染病灶如疖、足癣等处扩散至病灶周围淋巴间隙，进入淋巴管内，从而引起淋巴管及其周围组织的急性炎症，严重者会出现全身感染症状。做病理检查时可以见到淋巴管腔内有细菌、凝固的淋巴液和脱落细胞。

临床表现

在身体表面有一条或几条皮肤线状发红病变，称为"红线"，自感染病灶延伸至所属淋巴结处，略硬且有压痛，为发炎的淋巴管，红线是浅层淋巴管炎的主要特征，严重者可有全身不适、乏力、食欲不振、发热等。血液检查常有白细胞总数升高和中性粒细胞百分比升高的情况。根据发生在四肢的典型"红线"表现，以及患肢肿胀、压痛等特征，急性淋巴管炎的诊断一般并不困难。

治疗和预防

治疗原则为早期、及时、彻底，以免淋巴管阻塞导致日后经常复发。①卧床休息、抬高患肢。②患肢局部理疗，可沿病变途径用50%硫酸镁溶液、呋喃西林溶液湿敷，外用可以使用夫西地酸软膏或者莫匹罗星软膏等。③全身应用抗生素，剂量要大、时间要长，以防复发。可选用青霉素、红霉素、头孢菌素等敏感抗生素。④合并急性淋巴结炎时，应按急性淋巴结炎处理，适当延长抗生素应用时间。⑤积极治疗原发病灶，控制感染源，因为淋巴管道发炎后容易堵塞，炎症被治愈后已堵塞的管道亦难以完全再通畅，导致淋巴回流不畅而使淋巴管炎容易复发。平时重视对足癣、龋齿、体表小感染灶及细小伤口等的治疗，是治疗和预防急性淋巴管炎复发的有效措施。

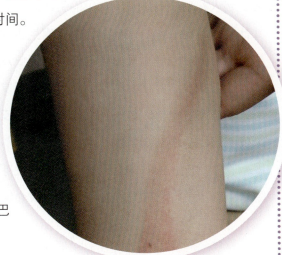

发生在上臂的淋巴管炎
肘窝为始发感染部位。此处发病前曾被蚊虫叮咬，搔抓后局部发生感染。感染向上沿淋巴管发展呈典型的"红线"样外观，民间俗称为"流火"

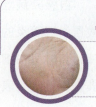

真菌感染
导致的皮肤病

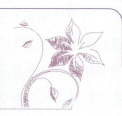

皮肤癣

　　导致各种皮肤癣发生的病原体是致病真菌，真菌因为有完整的细胞核被称为真核微生物，在生物界自成一界，种类繁多，已知的有 10 万多种，多数对人无害或有益而被人类利用，如食用蘑菇、酵母菌、冬虫夏草等，只有约 300 种能引起人和动物的感染，常见的引起人类表皮感染的只有 5～6 种。如同蘑菇和其他常见霉菌一样，致病真菌属于腐生生物，感染人类皮肤后寄生在表皮的角质层中，靠分解皮肤角蛋白获取营养，因此从某种角度看，真菌感染所致的皮肤癣可以理解为皮肤的"发霉"，真菌寄生后其代谢产物刺激皮肤产生炎症反应导致感染部位皮肤红斑、脱屑、水疱、瘙痒等反应。真菌可以导致 3 类皮肤病：①感染皮肤表层的浅部真菌病就是俗称的"癣"，包括头癣、体癣、股癣、手足癣、甲癣等。②皮肤的深层组织感染：着色性芽生菌病，孢子丝菌病。③内脏感染：隐球菌脑膜炎，念珠菌肺炎等，此处仅介绍常见的感染皮肤的浅部真菌病。

临床表现

　　（1）头癣：头癣是头皮和头发被犬小孢子菌、毛癣菌感染所致，人类的皮脂对这些真菌有天然防御作用，因此头癣多发生在皮脂腺发育尚不完全的儿童。随着卫生条件的改善，头癣在城市已很少见，偶尔发生于卫生条件不良的乡村儿童，而且多由接触患癣的猫狗而传染。感染头癣后主要表现为头皮的片状脱发或脓疱、痂皮等。

微生物、寄生虫和虫叮咬导致的皮肤病

（2）体癣和股癣：体癣可以发生在全身各处皮肤，以面部、躯干和上肢多见，体癣多由豢养的狗、猫癣传染而来。股癣是发生在腹股沟、大腿根部和臀部的真菌感染，多数先患手足癣，再由解手、搔抓等动作自身传染而来。

（3）手足癣和甲癣：手足癣是最常见的皮肤真菌感染，由毛癣菌和表皮癣菌感染所致，一般在夏季温暖湿润的环境下加重，秋冬季节自行缓解。表现为手足皮肤的红斑、丘疹、脱屑，病程日久后皮肤粗糙容易发生干裂，手足癣往往从单侧发生，日久后逐渐蔓延致双手、双足。手足癣日久后真菌可以感染指甲，称为甲癣，俗称"灰指甲"表现为甲的肥厚或缺失，甲癣少数也可因为甲的外伤导致。

治疗和预防

治疗真菌的外用药物很多，如克霉唑、益康唑、联苯苄唑软膏等可以抑制真菌，缓解症状，但单独使用外用药一般不能根治，尤其甲癣外用药物一般无效。甲癣和其他皮肤真菌感染需要内服抗真菌药物如伊曲糠唑、特比萘芬才能根除。皮肤真菌感染多数发生在足疗、公共泳池、浴池，饲养猫狗等宠物也会感染。外出时使用非一次性拖鞋也是常见的传染原因，感染后可以因为共用拖鞋、脚盆、擦脚巾等在家庭成员间传播。因此，养成良好的家庭卫生习惯，避免饲养宠物，避免足疗，外出旅游时携带自己的拖鞋等是避免真菌感染的有效措施。

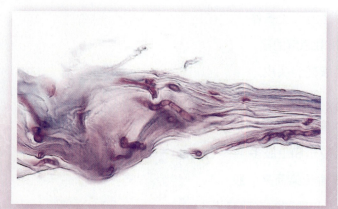

感染皮肤的真菌
如紫色的香肠样的真菌菌丝寄生在皮肤角质层中，靠分解
皮肤的角质层获得营养

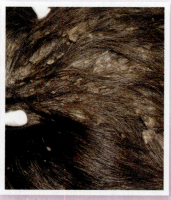

头癣与头皮厚积污秽痂皮

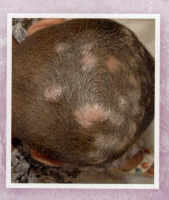

头癣
可以见到细小的白色片状头
皮屑，并可见到头癣导致的
斑块状脱发

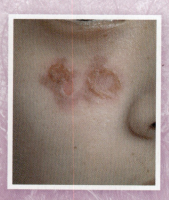

发生在面部的面癣
此位患者系自己饲养的宠物
猫发生猫癣，和病猫密切接
触所致，导致猫癣的动物源
真菌感染人体后发生的炎症
反应较重，可以见到明显的
红斑、水疱、结痂这样的炎
症反应

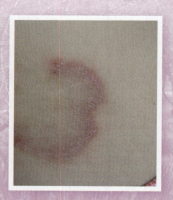

体癣
发生在腰部的类环形红斑

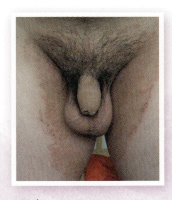

股癣
腹股沟和大腿内侧的类圆形
红斑，如地图样向外扩张

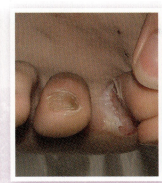

足癣
足趾第4、第5趾间糜烂

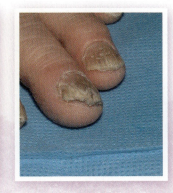

甲癣
甲板混浊、肥厚如豆腐渣样

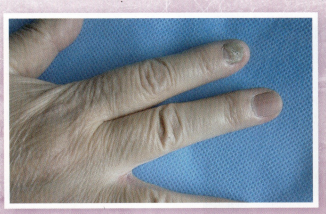

甲癣（食指甲）合并手癣（第3、第4指间）

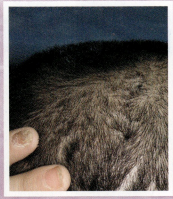

癣菌的自身传染
此儿童患者先有手指甲癣，
经搔抓后癣菌经指甲传染
至头皮导致头癣的发生

微生物、寄生虫和
虫叮咬导致的
皮肤病

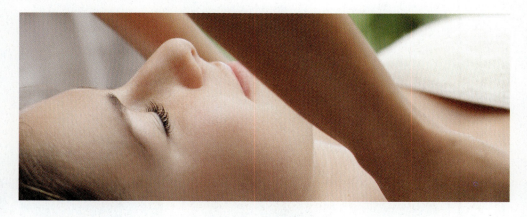

花斑癣

　　花斑癣俗称汗斑。引起花斑癣的是一种称为马拉色菌的真菌，最初是由法国科学家路易斯·查理·马拉色在19世纪发现的，后人将其命名为糠秕马拉色菌。马拉色菌是一种正常寄生于人和动物皮肤表面的真菌，可导致机会性感染，之所以说机会性感染是因为马拉色菌是人体皮肤的常见正常寄生真菌，人类出生后不久即从母亲皮肤感染马拉色菌，在正常情况下这种真菌属于人体皮肤的正常寄生菌群之一，不会导致皮肤病，只有在皮肤温度、湿度和皮肤微环境发生改变，身体免疫功能下降时这种真菌才能大量繁殖，导致花斑癣的发生。

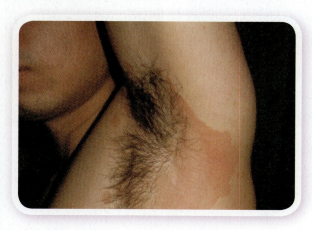

发生在腋下的花斑癣
呈现出不规则的淡红色斑块，细看有少量脱屑，刮取皮屑做真菌检查可以见到大量酵母样真菌和菌丝

临床表现

　　花斑癣表现为皮肤上出现圆形或不规则的、形如黄豆大小的斑点、逐渐增大到指甲盖大小或者更大，色微黄到褐色，表面有非常细小的粒状鳞屑，不很明显，容易刮下来。日久后

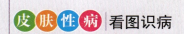
皮疹可增多，并向周围扩大，相互融合成片，形成不规则的大小不等的地图状（见图）。因为寄生的马拉色菌分泌物的刺激，花斑癣部位皮肤可以发生不同程度的肤色改变，或者加深、或者减退，此种肤色改变的斑片较持久，可以持续数月到数年不退。

预防和治疗

进入夏天，人体出汗增多，皮肤多油脂，如卫生习惯不良，不经常清洗和勤换内衣，常常导致花斑癣的发生。因此，注意皮肤清洁卫生，出汗后要及时清洗，有利于预防花斑癣的发生。花斑癣发病时面积一般较大，不方便使用抗真菌药膏涂抹治疗，合适的方法是使用二硫化硒洗剂当沐浴液使用，能够方便而大面积地抑制皮肤马拉色菌的增生从而达到控制和治疗目的，反复和严重的花斑癣可以口服抗真菌药物如伊曲康唑胶囊治疗。需要注意的是，如我们前面提到的马拉色菌是条件致病菌，存在于所有正常人的皮肤上，过度繁殖导致疾病的发生只见于特定肤质和具有某种免疫缺陷的人身上，因此，花斑癣很难彻底根除。

微生物、寄生虫和虫叮咬导致的皮肤病

头皮屑

临床表现

头皮屑又称为头皮糠疹，在医学上根据其病因划归到头皮脂溢性皮炎范畴。就病因来说头皮屑、脂溢性皮炎、花斑癣的发生原因都类似，均和马拉色菌在皮肤的过度增殖有关。头

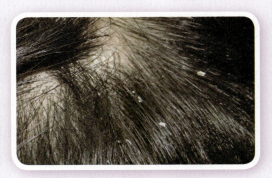

头皮屑往往伴有一定程度的瘙痒

皮屑和脂溢性皮炎在人群中的发生率较高，为 1%~3%。两者之间的关系存在争议，一些学者认为两者是不同的疾病，另一些学者认为头皮屑是脂溢性皮炎的轻型或非炎症形式。一项关于夫妻头皮屑患者的研究发现，从头皮屑中分离到马拉色菌的阳性率与头皮屑严重程度呈正相关，其中合轴马拉色菌和球形马拉色菌为头皮屑的主

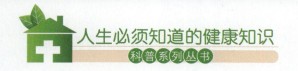
要真菌；头皮屑的症状缓解与局部马拉色菌数量减少相平行，并随着菌群的再次增多而复发，说明这几种疾病的发生有相同的原因。马拉色菌在头皮上的大量繁殖刺激头皮角质层的过度增生，从而促使角质层细胞以白色或灰色鳞屑的形式异常脱落，表现为大量的头皮屑并伴有频繁和顽固的头皮瘙痒。

预防和治疗

定期使用抑制和杀灭真菌的酮康唑洗剂、二硫化硒洗剂可以很好地控制头皮屑的发生。

腋毛癣

临床表现

腋毛癣的正式学名是腋毛棒状杆菌病，致病菌为纤细棒状杆菌。此菌不是真菌，属于类白喉杆菌的一种，因此腋毛癣严格来 w 说不属于真菌病，本书按惯例将其列在真菌病目录下。腋毛癣多发生于气候湿热的夏季，无种族和性别的区别，但多汗且个人卫生条件不良者容易发生。腋毛癣仅感染腋毛及阴毛，在腋毛或阴毛的毛干上发生黄白色、褐色或红色的蜡样鞘状物，其中以淡黄色最常见，这些鞘状物柔软但牢固地粘着在毛发上，一旦发生后不易通过清洗去除。患部除毛发外皮肤正常，由于鞘状物的颜色不同，汗液可呈黄色、黑色或红色，患者常由汗液染色皮肤或衣被而发现，腋毛癣还会散发类似腋臭的特殊气味。此病诊断容易，根据特有的临床外观接合高倍镜查到短而纤细的杆菌可以确诊。

治疗和预防

加强个人卫生，剃除受累的腋毛和阴毛，局部外用硫黄霜，亦可外用二硫化硒、苯扎氯铵清洗。

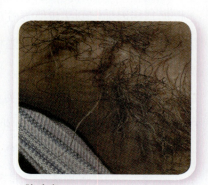

腋毛癣
腋毛增粗套有白色的鞘，往往有特殊的臭味

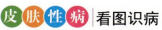
寄生虫导致的皮肤病

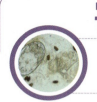

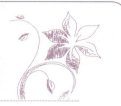

疥疮

疥疮是由疥虫寄生人体表皮引起的皮肤传染病。疥虫通过人与人的直接接触如握手、同卧一床和间接接触如使用疥疮污染的被褥、衣物传染。疥虫属于螨类也称为疥螨，种类很多，有专门寄生人体的人形疥螨。人类的疥疮绝大部分都是人型疥螨感染所致。还有寄生在牛、马、狗、猫等家畜的动物疥螨。动物疥螨偶尔可以感染人类但症状较轻。

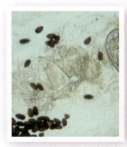

显微镜下看到的寄生在皮肤的疥虫和其卵

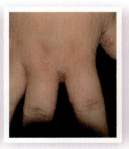

发生在指间的疥疮指间可以见到红色小丘疹

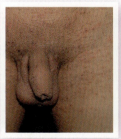

发生在小腹、腹股沟、生殖器的疥疮
上述部位见到密集的小丘疹，以及因为剧烈搔抓导致的出血点和结痂

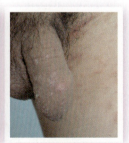

发生在阴茎的疥疮长期不愈后导致疥疮结节形成

临床表现

"疥是一条龙，先从手上行，腰里转三转，裆里扎大营"，这句民间顺口溜形象地描述了疥疮的临床特点：疥螨寄生在皮肤柔嫩部位，喜欢夜间活动（进

食、交配、产卵），在表皮角质层挖掘隧道并分泌毒性物质刺激皮肤导致皮肤丘疹和夜间的剧烈瘙痒。感染多数从双手指缝间开始，逐渐波及腋下、腰腹部和外生殖器，日久后在外生殖器皮肤形成绿豆大小的结节，称为疥疮结节，结节可以持久不愈。

治疗和预防

疥疮要早发现早治疗，不然容易发展成疥疮结节和疥疮后的湿疹样改变而迁延不愈。治疗以外用硫黄软膏、克罗米通软膏为主，同时要烫洗衣被。晚期出现的疥疮结节可以使用封闭和冷冻治疗。卫生条件差、集中居住的人群容易小范围内爆发，早发现、早隔离治疗患者，注意个人和集体卫生是预防疥疮的关键。

阴虱病

寄生在人类的虱子有 3 种：寄生在头发上的头虱、寄生在衣物上的体虱；寄生在阴毛上的阴虱。随着生活水平的提高和卫生条件的改善，头虱和体虱现已很少见。阴虱发病率有升高的趋势。因为大部分的阴虱病都是通过不洁性关系传染的，所以阴虱病有时也归属于性病范畴。

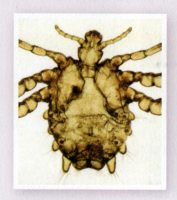

显微镜下的阴虱

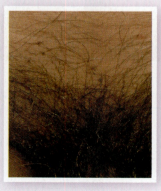

附着在阴毛上的阴虱，并可以见到虱卵（虮子）

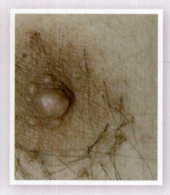

阴虱
男性乳头周围体毛上附着阴虱和虱卵

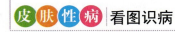

临床表现

阴虱寄生在阴毛部位。卫生习惯不良者阴虱也可以寄生到腋毛、眉毛、胸毛等部位。阴虱靠叮咬吸食血液为生。阴虱的叮咬和其排泄物刺激皮肤可以出现瘙痒。阴虱吸食血液较多，其排泄血液消化物可以污染内裤使浅色内裤在 1~2 天内呈现"撒胡椒面"样外观，是阴虱病特有的表现，仔细观察可以在阴毛和阴部皮肤上见到紧密附着的阴虱和虱卵（虮子）。

治疗和预防

剃除阴毛后外用百部酊或硫黄软膏。夫妻要一同治疗，内衣裤要烫洗。洁身自好是预防阴虱的不二法门。

微生物、寄生虫和虫叮咬导致的皮肤病

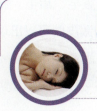

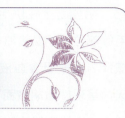

虫叮咬
导致的皮肤病

蜱叮咬

临床表现

蜱，属蛛形纲，蜱螨亚纲，分为软蜱和硬蜱，是一类专性寄生的节肢动物。蜱必须在宿主上寄生吸血才能完成发育过程。叮咬宿主时，以其口及腹面的侧齿及螯肢刺入宿主的皮肤内，吸取血液，并将毒素释放入宿主体内。蜱叮咬伤后的反应为：对病原体的反应、对唾液腺分泌物的反应、对注入的毒素的反应及过敏反应。临床轻者表现为炎症的特征，在叮咬部位出现原发病灶，局部淋巴结肿胀，可出现瘙痒、疼痛、发热、乏力、头痛等症状，继而形成溃疡，流黄色液体，不久自愈。重者蜱叮咬后传播多种疾病，如：森林脑炎病毒、回归热螺旋体、斑疹伤寒立克氏体、鼠疫杆菌以及焦虫等，还可出现蜱瘫痪症、蜱咬热、莱姆病等，对人畜危害严重。

预防和治疗

个人防护方面，应尽量避免在有蜱类存在地区的草地、树林等环境中长时间坐卧。如必须进入此类地区，应注意做好个人防护，避免穿短袖、短裤。在林区和牧区旅游活动结束后要仔细检查身体和衣物，看是否有叮咬的蜱或隐藏在行李中的蜱虫，发现后立即清除。此外，鼠类、家畜、家禽易被蜱侵袭，清除住所周围杂草、清理禽畜圈舍、搞好环境卫生可有效预防蜱类的滋生。发现家畜、家禽携带蜱类，可及时检视，用镊子取下后焚烧。蜱类较多时，可喷洒倍硫磷、毒死蜱、顺式氯氰菊酯等杀虫剂毒杀。

去除蜱虫的方法：被蜱叮咬后当务之急的治疗方法是迅速去除蜱。由于蜱的口器长，叮咬皮肤后很难将虫体和口器完整取出，残留的口器会持续地刺激皮肤造成炎症和增大继发感染机会，因此如何正确地取出叮咬的蜱虫显得尤为重要。

错误的方法：民间广泛流传用烟头灼烧蜱的躯体、用冰块或者干冰冷冻虫体等迫使蜱虫退出口器，但这些强刺激会导致蜱的剧烈挣扎，将消化道内的涎液吐入宿主的皮肤内，增加蜱传微生物感染的机会，应避免使用。还有使用凡士林、液体石蜡厚涂蜱的头部，使其因窒息自动退出口器的做法。蜱的呼吸孔位于第四对足的内后方，而且呼吸频率很慢，为每小时 3 ～ 10 次，所以这类方法通常难以达到目的，仍需拔除。第三种是使用麻醉剂如乙醚等麻痹蜱虫，可以使虫体失去活力，但不能令虫体自行脱落，仍需外力拔除。

正确的方法：使用弯钳或镊子，贴皮肤钳住蜱的头部前端后，缓慢地沿与皮肤垂直的方向拔出即可。过程中，应避免扭转，避免挤压到蜱的腹部。如果蜱的口腔折断在皮肤内需要使用手术的方法彻底取出折断的口器。

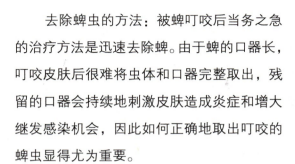

叮咬在成人额部的蜱虫
叮咬时间持久，周围可以见到粉末样排泄物（消化的人体血液），叮咬部位皮肤红肿

微生物、寄生虫和虫叮咬导致的皮肤病

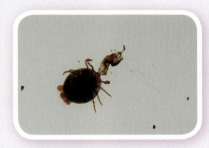

完整拔出的蜱虫
其口器被完整取出

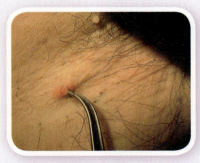

叮咬在腋下的蜱虫
蜱虫叮咬后会通过口器上的倒刺牢固地咬合住皮肤，没有适当的技巧很难完整拔出

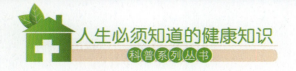
预防性给药

取净口器后，应使用碘附等消毒剂常规消毒患处。没有条件进行检测蜱媒病者，为预防莱姆病（伯氏螺旋体感染），可选用青霉素或红霉素口服。有学者认为在蜱叮咬后 72 小时之内给予多西环素 200 毫克顿服可有效预防莱姆病的发生。防治其他微生物如立克次体感染、Q 热、布鲁杆菌病可选用多西环素、复方新诺明、氯霉素、喹诺酮等。国外学者认为如果取出的是完整的虫体，不推荐常规使用抗生素预防蜱叮咬相关性疾病，但应随访 1 月。随访时，叮咬处红肿不消退或出现发热应考虑到蜱叮咬相关性疾病发生。病毒感染无特异性用药，多以对症支持治疗为主，必要时可使用丙种球蛋白。

蜂蜇伤

临床表现

蜂属于昆虫纲膜翅目，种类很多，如蜜蜂、黄蜂、胡蜂、马蜂等。其腹部末端有一对毒蜇和一根毒刺。毒刺刺入皮肤，即将毒液注入人体。蜂毒成分为多种酶、肽类、非酶蛋白质、氨基酸和生物活性胺（如组胺）的混合物。蜂毒中所含的蚁酸、神经毒素和组胺等，可以导致溶血、出血和神经中枢损害。组胺类物质可使脏器毛细血管通透性增加。神经毒素对周围神经和中枢神经均有毒性作用。溶血素可造成横纹肌溶解及溶血障碍，继发肾小管坏死，引起急性肾功能衰竭。偶尔单次的蜂蜇伤后，局部会有红、肿、疼痛、瘙痒，少数有水泡，数天后自愈，很少出现全身中毒症状。在极罕见的情况下，对于某些过敏体质的人蜂毒能引起严重变态反应，出现荨麻疹、喉头水肿、支气管痉挛，可引起过敏性休克、窒息死亡。被群蜂多次蜇伤，可立即出现全身症状：发热、头疼，恶心、呕吐腹泻，以致肌肉痉挛、意识障碍，严重者出现溶血、急性肾功能衰竭致死。

预防和治疗

远离可能有野蜂居住的草丛和灌木丛。发现蜂巢即使是家养的蜜蜂箱也应绕行，一定不要好奇、近距离观察。如果不慎误惹了蜂群而招致攻击，唯一的办法是用衣物保护好头颈，反向逃跑或原地趴下。千万不要试图反击，否则只会招致更多的攻击。

普通的蜂蜇伤，可用针或镊子挑出蜂刺，但不要挤压，以免剩余的毒素进入体内。然后，用糠酸莫米松乳膏、苏打水涂抹被蜇伤处，口服抗组胺药物缓解毒性反应。局部还可用冷水浸透毛巾敷在伤处，减轻肿痛。

有过敏性休克表现的患者应立即送医院抢救。被蜂群严重蜇伤的中毒患者除了发病后及时局部处理和全身抗过敏保护重要脏器治疗外，应及时到有血液净化条件的医院，尽早行血液灌流治疗。一旦有肾损伤要及时透析治疗。中毒较重的患者早期血液透析和灌流同时进行，或行连续性血液滤过，及早清除进入人体的各种毒素，减少毒素对重要脏器的损伤。

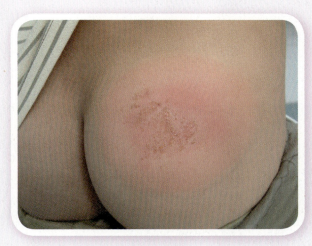

儿童臀部蜂蜇伤后发生红色风团
表面有少量渗出结痂

微生物、寄生虫和虫叮咬导致的皮肤病

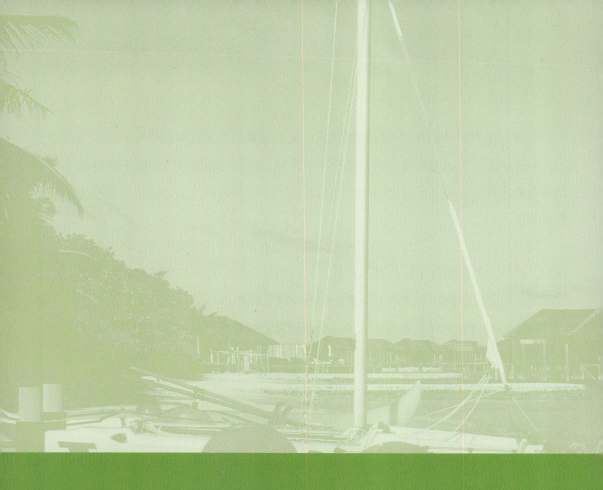

GUOMINXING
PIFUBING

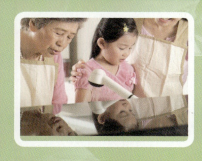

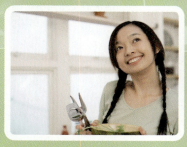

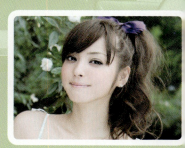

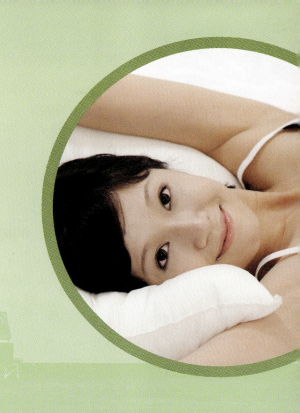

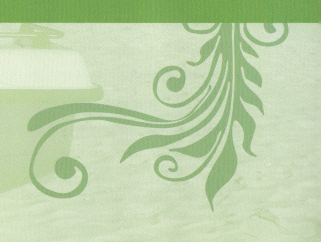

过敏性皮肤病

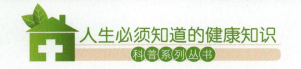

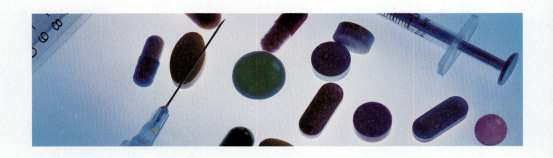

　　"过敏"这个词源于古希腊语，原意是"不正常的反应"。现代医学认为是由于免疫系统错把一些原本无害的物质当作危险的外来入侵者加以排斥和清除反应，反应过度就形成了各种各样的过敏。过敏是一类原因十分复杂、临床表现多样的疾病的统称，这里主要就和皮肤相关的过敏性疾病作简单的介绍。

皮炎和湿疹

　　皮炎和湿疹属于过敏性皮肤病。在所有的皮肤疾患中，皮炎湿疹的发病率最高，占所有皮肤病总数的30％以上。这类皮肤病的临床表现多样，其发病机制均为以免疫细胞和抗体介导的过敏反应。临床表现多样导致区分困难，有时疾病的初期表现为接触性皮炎，随着接触过敏原持续存在和疾病的反复，皮疹可以变为湿疹样外观；也有些原来认为是原因不明的过敏，随着检测水平的提高可以明确为某种接触物质过敏所致，进一步诊断为接触性皮炎；不少和职业、工作有关的接触物，如家庭主妇接触肥皂、洗涤剂等引起的手部湿疹，本质上可能就是接触性皮炎。因此这类过敏性皮肤病的命名、分类混乱，疾病的定义和命名在皮肤科专业领域内尚有很大争议，常有患者在某医院被诊断为"某某湿疹"，在另

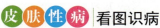

一家医院可能诊断为"某某皮炎"的现象。现将常见的过敏性皮炎、湿疹类亚病种简单介绍如下。

接触性皮炎

临床表现

接触性皮炎指皮肤接触生活或工作环境中的某些物质所造成的皮肤炎症性反应。其临床特点是：皮损边界清楚，皮肤的反应清楚地标明了发生过敏的部位和接触过敏的范围，皮损发生在接触部位，皮疹大小形态与接触过敏物一致。轻者可见红斑、丘疹，重者可有水疱、大疱、渗液及结痂，接触某外界过敏物质后发病，局部瘙痒或有烧灼、刺痛感，多无全身症状。

治疗和预防

（1）**找到并避免接触致敏物质**：根据接触史、发病过程、斑贴实验寻找并确认的过敏原，脱离和避免再次接触过敏物质，是治疗和预防本病的关键。

（2）**抗组胺类药物**：病情轻者口服抗组胺类药物即可，如口服氯雷他定片10毫克，每日1次，可控制或缓解瘙痒。

（3）**糖皮质激素类药物**：病情严重者可用糖皮质激素类药物治疗如强的松、德宝松等治疗。

（4）**局部治疗**：急性的接触性皮炎有红肿、渗出液体时用3%硼酸冷湿敷皮损处；慢性化表现为增生、肥厚时外用糖皮质激素类软膏如丁酸氢化可的松软膏、糠酸莫米松软膏、卤米松软膏等。

明确过敏原因，避免再次接触类似物质是预防接触性皮炎的有效办法。

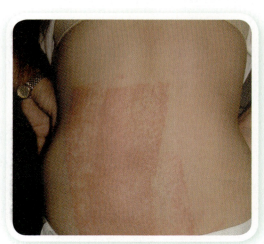

发生在背部的接触性皮炎
腰背部贴膏药所致，皮损表现出清晰的膏药形状的红斑

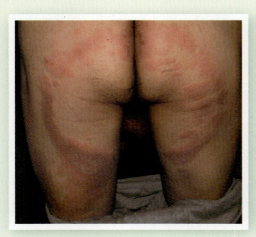

发生在臀部的接触性皮炎
马桶圈所涂消毒剂过敏，见清晰的马桶圈形
态皮损

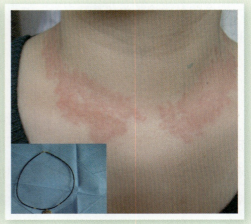

发生在颈部的接触性皮炎
小图中橡胶质地项链接触过敏所致，颈部留
有项圈痕迹

特异性皮炎

特异性皮炎又称遗传性过敏性湿疹、异位性皮炎等，是一种慢性过敏性皮肤病，近年患病率有增加趋势。发病机制还不十分明确，由于多数患者或直系亲属中有哮喘、过敏性鼻炎等病史，提示这种疾病与家族遗传有关，但遗传方式还不清楚。多数患者血液中和过敏有关的总 IgE 抗体升高，做过敏原检测能测到针对食物、花粉、尘螨等多种过敏原 IgE 抗体异常，并伴有细胞免疫功能异常。

临床表现

根据皮疹在不同年龄段有不同表现分型。

（1）婴儿期：又称婴儿湿疹，通常在出生 2～3 个月发病。皮疹以头面、四肢前多发，表现为红斑、丘疹、水样或者黄色渗出、结痂等。

（2）儿童期：多发生于婴儿期缓解 1～2 年后，或无婴儿期遗传过敏性皮炎而自 4 岁左右初发。皮损以颈部、肘窝、腘窝部位多见，以丘疹、粗糙、肥厚性皮肤改变为主。

（3）成人期：指 12 岁以后青少年及成人阶段的特应性皮炎，可以从前两期发展而来或直接发病，好发部位和儿童期类似，皮损以干燥、肥厚的皮革样损害为主。

各期患者或者其直系亲属都有可能伴有不同程度的过敏性鼻炎、过敏性哮喘等其他系统的过敏表现。

预防和治疗

要依据过敏原检测结果结合日常生活观察来积极寻找过敏原，并积极采取措施回避可疑的过敏物质。药物治疗：口服抗组胺药物缓解瘙痒和皮肤症状。该病病程长，需长时间用药，外用药物以非激素的他克莫司软膏、吡美莫司软膏或氟芬那酸丁酯软膏为宜，避免长时间使用激素软膏。

过敏性皮肤病

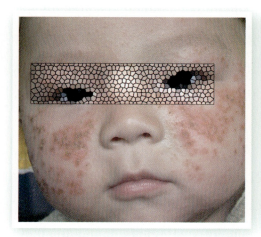

发生在婴儿期的特异性皮炎或者称为婴儿湿疹面部红斑、渗出、结痂，往往伴有不同程度的瘙痒和搔抓反应

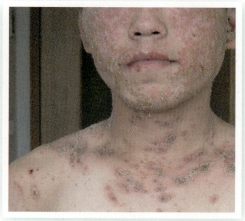

成年人的特异性皮炎

钱币样湿疹

临床表现

钱币样湿疹又称为盘状湿疹，病因不明，发生湿疹的部位细菌检出率高，但与细菌感染的关系还不清楚。临床表现皮损好发于四肢，有瘙痒或烧灼感，

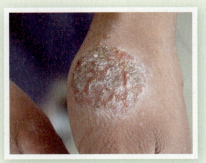

钱币样湿疹
发生于左手的边界清楚的圆形红斑，表面有渗出、结痂，往往伴有剧烈的瘙痒

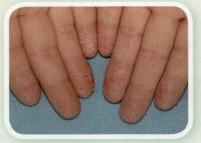

汗疱疹的脱屑细节
指对称发生的反复小水泡和随后的脱皮，每年在相同季节反复发生，新生的表皮未能完成正常的角化过程和正常的厚度就脱落，露出红色的深层皮肤颜色，患者自觉手指干燥、皱褶感、不舒适

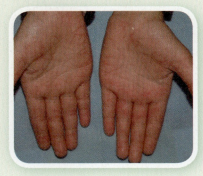

汗疱疹
女童，季节性发作，手掌反复的水疱和脱屑

皮损为钱币大小湿疹样损害，有黄色渗液或黄色痂皮，可以单个发生或者全身多处发生，多处发生者有对称倾向。少见情况下可融合成大片，容易反复发作。

预防和治疗

忌辛辣刺激性食物，日常生活中注意少用碱性较大的洗涤用品，治疗主要以外用皮质类固醇制剂及抗菌药物为主。

汗疱疹

汗疱疹又称为出汗不良或出汗不良性湿疹，过去认为汗疱疹是汗管闭塞引起汗液潴留和汗腺导管破裂所致，后来的病理研究发现汗疱疹无明显汗腺受累和汗液潴留现象，目前认为本病系一种过敏因素导致的皮肤湿疹样反应。

临床表现

青少年多见，常常固定在某一季节发作，一般以春秋季多见，每年到此时节就会再次复发。初起为指（趾）侧缘或掌跖的小水疱，水疱疱液清亮，对称分布，数日后水疱吸收、干燥，开始脱屑，露出鲜红的深层新生皮肤，如此反复发生，自觉瘙痒、疼痛或干燥感，本病的发生往往有家族性。

治疗

接触各种洗涤剂（香皂、洗手液、洗衣粉等）会使症状加重，应减少使用或采取保护措施。汗疱疹的本质是过敏体质所致，而且洗涤剂在日常生活中不能完全避免，所以该病不能完全根治，但随着年龄的增大，汗疱疹一般在 30 岁后趋于自然缓解。服抗过敏药可以缓解瘙痒，急性期局部用皮质类固醇激素软膏可以减轻症状，慢性患者使用非激素的他克莫司软膏、吡美莫司乳膏较为合适。

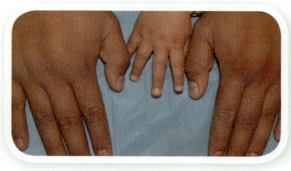

汗疱疹有一定的家族遗传性
图为父子同患汗疱疹的情况，手背和指背可以见到细小的水疱

淤滞性皮炎

淤滞性皮炎又称为淤积性皮炎、静脉曲张性湿疹，好发于中老年人，与下肢静脉曲张，血液回流障碍等静脉压增高有关。由于静脉高压，造成局部血液渗入到组织之中，出现局部紫癜及含铁血黄素沉着。又由于局部缺氧，营养障碍造成局部萎缩或溃疡。

临床表现

起病缓慢，多发于小腿下部，皮肤逐渐出现轻度水肿、紫癜及含铁血黄素沉着。逐渐向周边扩展，有程度不等的瘙痒。由于血供不佳、营养不良、纤维化而呈瘢痕样或萎缩，搔抓过度或感染后易引发难以愈合的溃疡。

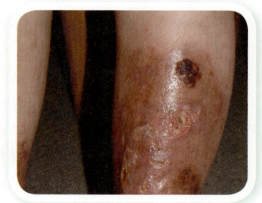

淤滞性皮炎
小腿静脉曲张性湿疹伴溃疡形成

预防和治疗

纠正静脉高压：包括抬高患肢，穿戴弹力绷带，减少久站等。患者在卧床或睡眠时应垫高双足，坐位时也应将下肢垫高，使其高于肚脐水平。弹力绷带应从足趾部打起一直打到膝部。不但有助于血液回流，

还可保护皮肤，减少搔抓创伤，内服地奥斯明可以改善静脉回流功能。必要时可以针对曲张的静脉施行手术治疗。

口周皮炎

临床表现

口周皮炎多发生于儿童。发生的原因和舔唇的不良习惯、进食水果时果汁的刺激有关。此外，使用含氟牙膏、局部的蠕形螨感染也与发病有关。皮损多见于离唇缘 3～5 毫米处，表现为红斑、丘疹、脱屑的外观，除口周外部分患者见于两侧颊部、下颌、上唇、鼻唇沟甚至眶周、眼睑，瘙痒程度轻重不一。

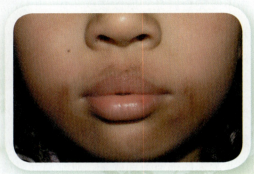

发生在儿童的口周皮炎
口腔周围见到红斑、皮炎日久后造成的色素沉着

预防和治疗

暂时停食果汁丰富的水果如橙子、橘子、梨、木瓜等，纠正舔唇的不良习惯，停用含氟牙膏。治疗以外用药物为主，可以选择氟芬那酸丁酯软膏、吡美莫司软膏、金霉素眼膏等。

脂溢性皮炎

脂溢性皮炎是一种常见的慢性、炎症性皮肤病，2%～4%的人在一生的不同时期都可能不同程度地存在脂溢性皮炎，本病儿童和成人均可发生。发病原因尚不明确，过敏、卵圆形糠秕孢子菌感染和本病的发生有关，许多患者在情绪应激或者缺乏睡眠时发生或加重，表现为头皮屑、鼻唇沟程度不等的红斑。

临床表现

（1）婴幼儿的脂溢性皮炎：通常发生在生后 3～4 周，头皮、面中部最常受累，出现红斑、淡黄色蜡样脱屑及厚痂，无脱发和搔抓动作。皮肤皱褶部位也常受累，表现为渗出的红色斑片，即尿布皮炎。

（2）成人脂溢性皮炎：头皮可出现炎症，表现为典型红斑及油腻性脱屑，常扩展至发际边及耳后，伴轻度瘙痒。轻者表现为轻重不等的糠样脱屑，即头皮屑。面部常累及眉弓、眼睑缘、鼻唇沟及胡须区域，表现为红斑及油性屑。

预防和治疗

避免刺激性饮食，外用酮康唑、二硫化硒洗剂可以有效地控制头皮症状，减轻瘙痒和脱屑，面部皮损建议使用非激素的他克莫司软膏、吡美莫司软膏或氟芬那酸丁酯软膏。

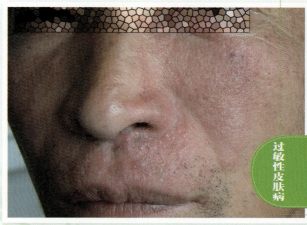

过敏性皮肤病

脂溢性皮炎
成年面部红斑、脱屑

镍湿疹

镍湿疹也称为镍皮炎。镍是人们经常能够接触到的金属物质，日用的银白色电镀金属物品如腰带扣、金属表链、内衣挂钩等都含有金属镍。镍对于人体有较强的致敏性，因此镍引起的皮炎和湿疹很常见。

临床表现

汗液中的盐分可与镍发生化学反应形成更具过敏性的氯化镍，因此镍湿疹多在夏季复发和加重。湿疹多发生于接触镍及其化合物 1～2 周之后，接触部位

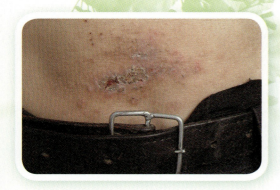

电镀（有镍的）金属腰带扣导致的镍湿疹
冬季因为排汗少加之厚衣物的遮挡，镍湿疹症状消失或不明显，夏季出汗多、衣物薄，在脐部上方接触到金属腰带扣的部位就会发生镍湿疹

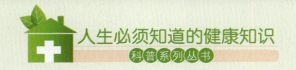

发生红斑、丘疹，伴糜烂、渗出和结痂，日久后慢性化，呈神经性皮炎样外观，出现皮疹的同时伴有剧烈瘙痒。皮疹常发生于直接接触含镍的耳环、手镯、发夹、戒指、手表、别针、金属眼镜架、牛仔裤扣子的部位。镍湿疹如不及时治疗可以由局部扩散全身。

预防和治疗

有金属过敏史的患者应认真检查和去除所有含镍的衣物扣、佩戴饰品如金属腰带扣、文胸挂钩、金属眼镜架等。

内服抗组胺药物，外用皮质类固醇激素制剂可缓解瘙痒和皮损。

神经性皮炎

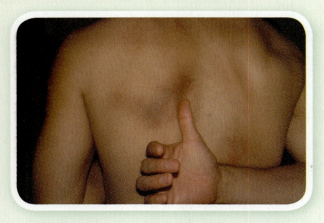

神经性皮炎的发生都和过度的搔抓有关
图示是发生在肩胛部位的神经性皮炎，患者经常以如此动作搔抓

本病十分常见，一般呈现慢性皮肤病过程，由于瘙痒严重，对患者工作及生活有明显影响，搔抓及慢性摩擦是主要的诱因和加重因素，刺激性食物、紧张、焦虑和压力等会使病情复发和加重。本病的发生和性格、情绪有一定关系，性格急、脾气急躁者容易发生。

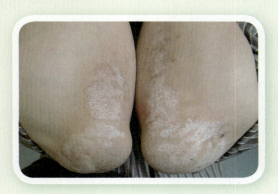

神经性皮炎
肘关节后见对称分布的肥厚性皮肤

临床表现

多见于中年人，自觉症状为间断性的局部皮肤瘙痒，有时瘙痒十分严重可影响睡眠。皮损为境界清楚的皮肤肥厚伴有少量脱屑，肤色正常或有轻度色素沉着，表面常有抓痕及血痂。皮疹多发于耳后、颈部、双肘伸侧、骶部、小腿等方便搔抓的部位。

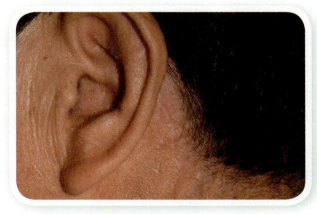

颈部和耳后单侧发生的神经性皮炎

预防和治疗

忌食辛辣刺激性食物，尽量避免过度搔抓、烫洗。内服抗过敏药物如氯雷他定、西替利嗪可以缓解止痒，症状严重者可以给予多塞平以控制瘙痒及由瘙痒引起的焦虑。局部使用中强效皮质类固醇软膏如卤米松、糠酸莫米松乳膏等，联合使用维生素A酸类软膏封包是比较有效地减轻肥厚皮损的方法。

结节性痒疹

临床表现

结节性痒疹表现为黄豆至大豆大小的皮肤丘疹，质地坚硬，一般有明显的瘙痒感，常常因为剧烈和反复的搔抓，表面见抓痕和血痂。患病日久后表面粗糙、肥厚。发生

结节性痒疹
小腿皮肤长期搔抓后形成坚实结节，表面因过度搔抓有破损

过敏性皮肤病

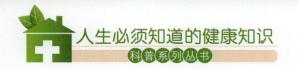

的部位以四肢最为常见，病程持久，可持续数月到数年。节结性痒疹病因不清，始发诱因可能与过敏、昆虫叮咬等因素有关，诱发因素引发皮肤瘙痒，并导致患者持续不断的搔抓。过度、持久的搔抓导致局部皮肤增生最终导致结节性痒疹的发生，其发生过程、原理和神经性皮炎十分类似，但导致的疾病外观不同。其原因尚不清楚，有学者认为可能和一种被称为 P 物质的神经肽在结节性痒疹局部过度表达有关，过度表达的 P 物质导致局部纤维组织、神经组织过度增生，导致特有的结界外观形成，过度增生的末梢神经组织又使瘙痒进一步加重，进入瘙痒、搔抓、增生的恶性循环。

预防和治疗

瘙痒性皮肤病久治不愈时，容易导致结节性痒疹的发生。出现较持久的皮肤过敏、瘙痒症状时，应该积极到医院就诊。治疗期间避免刺激性饮食有助于减缓瘙痒，患者适量克制避免过度搔抓。结节性痒疹皮损肥厚，单纯使用外用药不易达到治疗效果，一般需要使用皮质类固醇激素封闭治疗。

荨麻疹

荨麻疹俗称"风疙瘩"，是人体对某种物质过敏所致。可导致荨麻疹的过敏物质包括：有形物质，如动物血清（破伤风抗毒素、狂犬血清）、动物蛋白（鸡蛋、鱼、虾、蟹等）、动物毛皮、空气中的植物花粉、尘螨、油漆、染料、塑料、药物、感染人体的细菌、病毒、寄生虫（如蛔虫）；无形的因素，如寒冷、炎热、日光、情绪波动以及精神因素等。这些易过敏物质和因素作用于人体使浆细胞产生 IgE 抗体，抗体附着于组织内的肥大细胞表面和血液中嗜碱粒细胞表面。当再次接触过敏原，过敏原与细胞表面的 IgE 抗体结合，引发细胞膜层结构稳定性改变，导致肥大细胞和嗜碱性细胞发生"脱颗粒"现象，将其细胞内所含的颗粒释放到周围的组织中，颗粒内含有组胺、白三烯、5-羟色胺等化学物质，这些化学物质能引起血管扩张、充血导致大片状的皮肤红斑（风团）形成，刺激皮肤末梢神经引起瘙痒，于是就发生荨麻疹。

临床表现

一般发病突然，先有皮肤瘙痒或灼热感，随即出现大小不等的扁平疙瘩、突出皮肤表面，小如米粒，大如手掌，呈现皮肤颜色或淡红色，称为风团。一般感觉剧痒或者有烧灼、刺痛感，风团可以持续数分钟至数小时。急性者多在数天和数周内痊愈，约有 1/3 左右患者发作持续 6 周以上，变为慢性荨麻疹，可以多年不愈，少数患者可伴有发热、关节肿痛、头痛、恶心、呕吐、腹泻、胸闷、呼吸困难、心悸等全身症状。如同时出现发热、关节疼、蛋白尿及外周血白细胞升高，称为血清病样综合征。

除普通表现的荨麻疹外，还有物理因素导致的特殊荨麻疹。

（1）人工性荨麻疹：搔抓皮肤后沿抓痕出现条索状风团，可以伴有瘙痒但亦有不痒者。

（2）寒冷性荨麻疹：寒冷性荨麻疹为家族性常染色体显性遗传，女性多见，常于幼年开始发病，受冷风、接触冷水后数分钟或数小时出现风团，可伴畏寒、发

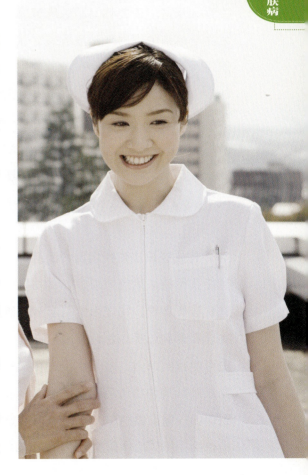

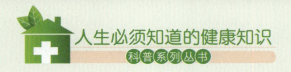
热、头痛、关节痛和白细胞升高。

（3）胆碱能性荨麻疹：多由运动、受热、紧张、进食热饮或饮酒使躯体体温上升而诱发。青年人多见，自觉剧痒，皮疹为2～3毫米风团，周围有红晕。乙酰胆碱是身体神经肌肉接头处传递神经信号的物质，在运动、紧张时会大量释放，少数人会对此种正常释放的乙酰胆碱发生过敏反应，因此称为胆碱能荨麻疹，有时在发生荨麻疹的同时伴乙酰胆碱症状，如腹痛、腹泻、头痛等。

（4）压力性荨麻疹：皮肤受压数小时后受压部位出现风团，持续6～12小时消退。多见于文胸、腰带、臀部及足部等受压部位。

（5）日光性荨麻疹：发生在暴晒部位的风团。

预防和治疗

首先应设法查找病因，回避诱发原因后才可能获得持久治疗效果，如食物导致者应避免进食该类食物，物理因素引起者应避免相应的物理因素刺激等。急性荨麻疹详细询问发病历史可能找到病因，多数由于进食某种食物、药物或接触某种物质后引起，慢性者往往难以找到病因，需要做进一步的检查以确定病因，需检查的指标包括外周血细胞计数、肝功、胸片、大便寄生虫检查、尿常规、自身抗体检查及过

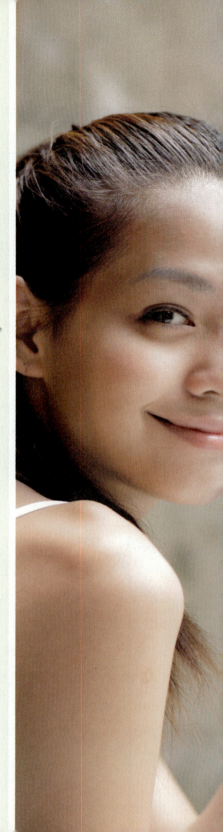

敏原检查（包括食物、吸入物及接触物），以帮助查找病因。

　　荨麻疹的治疗主要应用抗过敏药如氯雷他定、西替利嗪等缓解症状，急性者如有低血压或呼吸困难，可用肾上腺素。对于慢性荨麻疹，如一种抗组胺药无效，可2～3种联合给药，并持续用药较长时间，慢性荨麻疹可能对药物产生耐药性，可逐渐加量或经常换用不同药物。较顽固者可合并使用H2受体拮抗剂如西咪替丁等，如仍无效，可考虑换用三环类抗抑郁药多塞平、利血平或安络血等。慢性者不应系统使用皮质类固醇激素治疗。

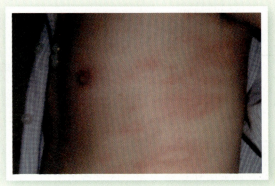

急性荨麻疹
皮肤大片淡红色风团，伴有剧痒

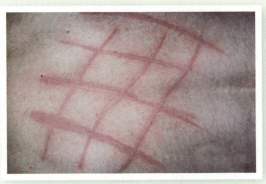

皮肤划痕症型荨麻疹
用指甲划皮肤后在划过的部位出现红斑，往往伴有瘙痒

血管性水肿

　　血管性水肿是一种奇特的过敏表现，也称为血管神经性水肿。该病常表现为单侧眼睑、口唇、外生殖器等皮肤疏松之处突然肿胀，肤色正常或苍白，无痛痒或有微痒。可单独发生也可以伴随荨麻疹发生，其发病机理也与荨麻疹相似。常常发生在紧张、蚊虫叮咬、服药、注射某些药物后，也有的无明显诱因。本病可分为获得性及遗传性两种。遗传性者罕见，是常染色体显性遗传病，系血清中补体C1成分的缺陷所致，在外伤、剧烈运动、情绪激动等情况下，补体C1过度活化，激活补体系统，释放激肽物质，使血管通透性增加，肥大细胞释放组胺，

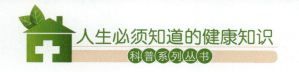
产生局部水肿，发作时血清中 C4 及 C2 下降，静止期则正常。

临床表现

儿童相对常见，且血管性水肿的表现非常特殊。小儿常发生于阴囊或阴茎处，包皮可高度肿胀、发亮如大水疱，常使患者和家属惊恐不已。发病部位的皮肤迅速水肿，家属和患者常描述如同吹气球样的迅速发生，水肿和肿胀通常在 1～2 天内自行消退，不需特殊处理。如果发生在喉头可以导致危险。发生在喉头急性水肿能使呼吸道堵塞，甚至舌头被推出口外，不能缩回，患者可因窒息而死。

预防和治疗

寻找和回避可能的过敏原，使用抗过敏药物如氯雷他定等缓解症状。遗传性者用抗过敏药疗效不佳，可试用桂利嗪治疗。若出现喉头水肿应立即到医院救治，采取注射肾上腺素，切开气管等急救方法，以迅速缓解症状，挽救生命。

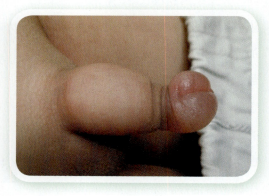

血管性水肿
发生在儿童包皮的血管性水肿，迅速发生

激素依赖性皮炎

此处的激素是指皮质类固醇激素外用药膏。外用激素的历史始于 1951 年。由于外用含激素软膏治疗皮肤过敏、痤疮等疾病具有起效快、使用方便等优点成为很多临床医生和患者首选的药物，但是在面部长期使用，或患者缺乏对此类药物不良反应的了解而一味追求用药后皮肤的症状快速改善而经常使用，很容易造成不良反应的发生，最常见和严重的不良反应是面部皮肤对激素产生依赖性。

临床表现

激素依赖性皮炎多见于中青年女性，好发于面部。该病的特点是用激素药

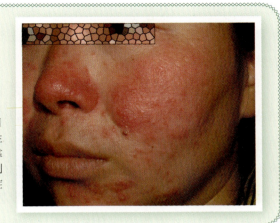

激素依赖性皮炎
早年使用皮炎平外用治疗面部过敏，日久后造成激素依赖性皮炎，面部弥漫性红斑，伴有痤疮样丘疹、脓头，必须靠每日外用皮炎平维持，虽然已经了解到外用激素的不良反应，但停用后上述症状会更加严重，使患者欲罢不能

膏后面部原有皮肤病迅速改善，一旦停用激素后面部发生红斑、丘疹、脓疱、脱屑、疼痛、瘙痒、灼热、原发皮肤病复发恶化。当重新外用激素后，上述症状很快减退，如再停用，上述症状再次反复，而且比以前更为严重。患者为避免停药后反跳性皮炎再发的痛苦，完全依赖于外用激素。更有甚者，有些患者最初使用的外用激素日久后缓解效果变差，必须更换作用更强的外用激素制剂，或加大用量或一日内多次使用，以求症状的改善，如此进入恶性循环、欲罢不能。用药量的多少与病程的长短成正比，病程越长，用药越多，病情越重。使用日久后可以引起永久性皮肤损害：皮肤萎缩、变薄、毛细血管扩张、汗毛粗重等。

治疗和预防

激素依赖性皮炎的治疗目的是戒除对外用激素药膏的依赖，一般采取两种手段"戒毒"：①激素药物递减法。对病程长、停药后反应剧烈者，采用递减法，直至戒断；由强效制剂改用弱效制剂；由高浓度制剂改为低浓度制剂；逐渐减少用药次数，延长使用间隔时间；在逐步减少及撤换激素的过程中，可适当选用其他皮肤外用制剂，如强生婴儿护肤霜，完美芦荟胶等护肤品或者维生素 E 霜、2%氧化锌软膏、赛庚啶霜等配合治疗，以促进患处皮肤的角质形成和减轻症状。

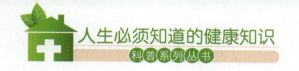
②迅速戒断法。对病程及用药时间较短者，停药后反跳较轻者，可嘱其停止外用激素制剂，并给予维生素 B$_6$ 软膏、炉甘石洗剂、3%硼酸溶液湿敷或不含激素的润肤霜。

替代法治疗的同时，常规剂量口服氯雷他定片、盐酸西替利嗪等任一种抗组胺药。此外一些非药物疗法有很好地减轻症状的作用。如冷湿敷具有消炎、消肿、收敛作用；面膜、冷频可直接或间接提高面部水分含量，滋润皮肤，消除干燥，祛皱，同时通过收缩血管，改善面部红斑状。激素依赖性皮炎发于面部，严重影响患者的美观和生活质量，部分患者甚至不敢见人，厌恶社交，甚者悲观厌世等。因此在药物治疗时还要随时对患者进行心理疏导，是治疗本病成功的关键。

日常护理

在治疗过程中很多患者会出现面部潮红加重，出现痤疮、脓头等反应，特别是在刚开始撤减激素时这种现象尤其严重。在撤减激素的第一周是最难熬的，这一周要少刺激面部皮肤，不用水洗脸，如果能做到往往能达到意想不到的效果。如果面部特别的干痒难受，可以稍稍使用芦荟胶，或者强生的婴儿霜外涂。对于已经治疗将近痊愈的患者还需注意化妆品的选择，尽量不用祛斑增白的品种，尽量不用粉质化妆品。

心理治疗

治疗开始时，应向患者介绍本病的发病以及治疗情况，使患者了解该病是可以治愈的，以减少患者的恐惧，增强其治疗的信心。同时，还应向患者交待治疗过程中会发生的各种情况，比如刚开始撤减激素时会导致原有皮损加重，要忍过去这一过程，但是激素一定不可以再用。治疗从第二周起症状会逐渐减轻，但皮肤萎缩和潮红的好转需 1~2 年，使患者有长期治疗的思想准备，以取得患者的信任和合作，配合医生坚持治疗。

玫瑰糠疹

玫瑰糠疹是一种急性炎症性，具有自愈倾向的常见皮肤病。具体病因不明，有学者认为可能和呼吸道病毒感染、过敏等因素有关，多发生在青壮年，尤其女性较多见。该病春秋两季多见。

临床表现

本病好发于躯干和四肢近端，一般不出现在颜面、前臂和小腿部位。初起时大多在躯干或四肢近端出现一黄豆大小的圆形或椭圆形斑片，长轴与皮肤纹理一致，颜色多为粉红色或玫瑰色，边界清楚，皮疹可略高于皮肤，上覆糠皮样的细小鳞屑，此时的斑片叫母斑（玫瑰色的红斑上有糠皮样的皮屑，是该病名的由来），因为单个存在，且一般情况下瘙痒较轻，所以容易被患者忽略。母斑出现数日后，会在躯干或四肢近端出现多个类似母斑的皮疹，但大小比母斑略小，多数玫瑰糠疹没有明显的瘙痒感，偶尔有较剧烈的瘙痒。皮疹消退时先从中央开始，由玫瑰色变为粉红色，逐渐变为淡褐色，直到最后消失。一般边缘消退较晚，周围的鳞屑形成环状，皮疹消退后一般不留任何痕迹。本病病程一般为1～2月或者更长，不进行治疗者，可延续2～6月。患者多数无症状，

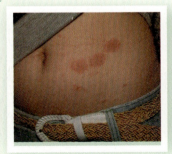

发生在腹部的玫瑰糠疹
玫瑰色的红斑上有少量糠皮样的白色脱屑，并可以见到许多新发的较小的玫瑰糠疹

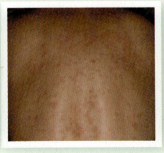

发生在背部的大面积玫瑰糠疹

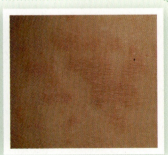

玫瑰糠疹局部放大图可以见到在玫瑰色红斑基础上的糠皮样脱屑

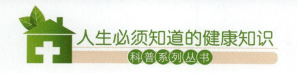
有的自觉发痒，痒感轻重不等。个别患者有低烧、头痛、全身不适，咽喉痛、关节痛或淋巴结肿大等全身症状。如果出现上述症状，应及时到医院就诊，以免延误病情。

预防和治疗

增强体质以预防上呼吸道感染，患病后应保持心情舒畅，忌食辛辣刺激性食物。在急性期禁忌热水洗烫和肥皂的搓洗，禁用强烈刺激性外用药物，如果一般治疗注意得不够，往往会使病程延长，或转变为自家敏感性皮炎。

外用药可以选择激素类软膏，非激素的他克莫司软膏、吡美莫司乳膏都可以选用。瘙痒明显者可以口服抗组胺药物如氯雷他定、西替利嗪等，皮损广泛进展迅速者可以口服红霉素治疗。

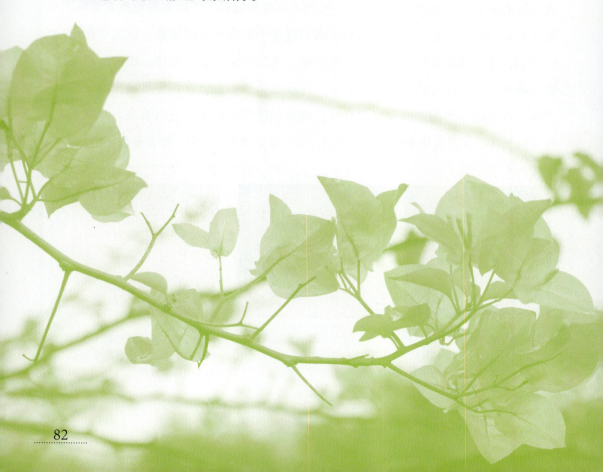

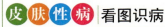

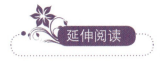
延伸阅读

过敏原和过敏原检查的意义

如本章开始时所述，过敏的本质是人体对环境或食物中的某种物质产生的免疫排斥反应。从医学观点来说，当人体免疫系统对来自空气、接触物或食物中天然物质出现了过度反应时，就会发生过敏。患过敏症的人在接触到引起过敏的天然或者人工物质时，体内的免疫系统就会产生一种称为 IgE 的特别抗体，这个过程称为致敏。以后，当身体再次接触这种物质时，IgE 抗体就会和进入体内的物质结合，导致另一种称为肥大细胞的免疫细胞释放组胺、白三烯等化学物质，导致皮肤血管扩张、充血、瘙痒，引发各种各样的过敏性疾病。因此，如果一个人真正过敏，那么他体内针对某种过敏物质的特定 IgE 抗体就会增高。也就是说，检测过敏原就是为了检测体内针对某种特定物质的 IgE 的水平，从而判断对何种物质过敏。

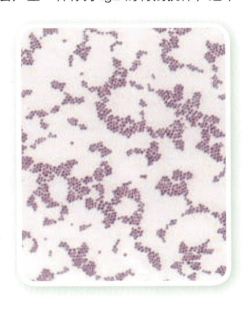

过敏性疾病在世界范围内呈上升趋势，全球有25%~40%的人患过敏性疾病。常见的过敏性疾病包括荨麻疹、湿疹、过敏性皮炎、过敏性鼻炎、过敏性结膜炎、过敏性哮喘、食物过敏、药物过敏、昆虫过敏和过敏性休克等。据世界卫生组织估计，在全球哮喘患者中，50%的成人和至少80%的儿童均由过敏因素（如花粉）引发。估计我国现有两亿多过敏性疾病患者，因此过敏的防治称为一个棘手问题。

治疗过敏最有效和最彻底的办法是找到过敏原，然后采取相应的回避措施，正如常见的青霉素过敏，日后避免再次使用青霉素即可永久性避免过敏发生一样。

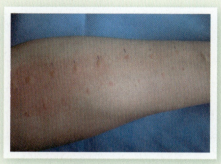

上肢做过敏原皮肤点刺检测

过敏原检测主要有 3 种常用的方法，一种是斑贴试验，一种是皮肤点刺试验，另一种是血液检测 IgE。斑贴试验用于湿疹和接触性皮炎的检测，主要检测导致湿疹的接触性过敏原如金属镍、化妆品、洗涤剂中的香料、添加剂等。皮肤点刺试验是通过细小的针头将表皮刺破，并同时涂抹上微量的可疑过敏物质。等待一段时间，查看局部皮肤是否变红肿，根据红肿的程度确定是否对接种的可疑物质过敏，以及过敏的程度。此法适合吸入过敏的患者，对于荨麻疹患者不适合。荨麻疹会因针刺出现假性结果。再有，每针刺皮肤一次，只能检测一种过敏原。如果要想检测 10 种，至少要针刺 10 次；检测 20 种，至少要针刺 20 次……这样会给患者造成一定的痛苦。皮肤点刺实验还存在一定的风险，对于高度过敏的患者，接触微量的过敏原就可能造成严重的过敏反应，此方法有一定的局限性。

综合考虑，一般我们认为皮肤试验比较适合于 5 岁以上的孩子。对于 5 岁以下的孩子或者不愿接受皮肤试验的孩子，可以采用血液检测 IgE 的方法。测定分成两个方面，即检测体内总 IgE 的水平和特异性 IgE 的水平。总 IgE 代表体内总体过敏程度，并不能说明孩子对何种食物或接触物过敏。特异性 IgE 能够准确反映到某种物质上，比如海鱼 IgE 增高，说明孩子对海鱼过敏。实验室使用包含有常见易过敏物质的检测板，能够检测 20 种左右的过敏原。这 20 余种是通过流行病学统计出来的常见致敏物质，包括：鸡蛋、牛奶、鱼、大豆、肉、海鲜、尘螨、屋尘、花粉等。通常医生首先进行总 IgE 和特异性 IgE 检测。如果特异性

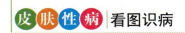

血液检测 IgE 结果示例

过敏原	浓度 [kU/l]	分级	[kU/l]				
			0.15　0.35　0.7　3.5　17.5				
花生	<0.15	0					
牛奶	<0.15	0					
蛋白	<0.15	0					
蛋清	<0.15	0					
马铃薯	<0.15	0					
胡萝卜	<0.15	0					
鱼虾	<0.15	0					
苹果	<0.15	0					
大豆	<0.15	0					
小麦	<0.15	0					
桦木	<0.15	0					
牧草	<0.15	0					
艾草	<0.15	0					
屋尘螨	<0.15	0					
粉尘满	<0.15	0					
狗上皮	3.2	2	▇▇▇▇▇▇▇▇▇▇▇▇				
猫上皮	1.1	2	▇▇▇▇▇▇▇▇				
马上皮	<0.15	0					
烟曲霉菌	<0.15	0					
芽枝孢霉	<0.15	0					

该患者血液中检出针对狗猫上皮的 IgE 抗体，说明对狗猫皮毛过敏，家中应该避免饲养宠物。

IgE 增高，当然比较容易找出过敏的原因。而所检测的特异性 IgE 均为阴性，总 IgE 却增高，说明孩子确实存在过敏，只是没有找到过敏原，需要仔细回想孩子的饮食和接触情况，再进行比较有针对性的再次特异性 IgE 的检测。

　　无论是何种过敏原检测方法，其检测的过敏原种类、数量都有限。如果能检测出来，就要有针对性地采取回避措施，比如对鱼虾过敏就避免食用鱼虾。有些过敏原无法完全回避，比如花粉和尘螨，可以考虑采取脱敏的方法治疗。对于过敏原检测无异常的患者，日常生活中应做好过敏日记，详细记录每次过敏发生的时间，过敏前几天吃过什么食物、接触过什么物质、到过什么地方、是否更换过洗涤用品和衣物等，日久后往往能发现某些规律，从而找到隐蔽的过敏原因。

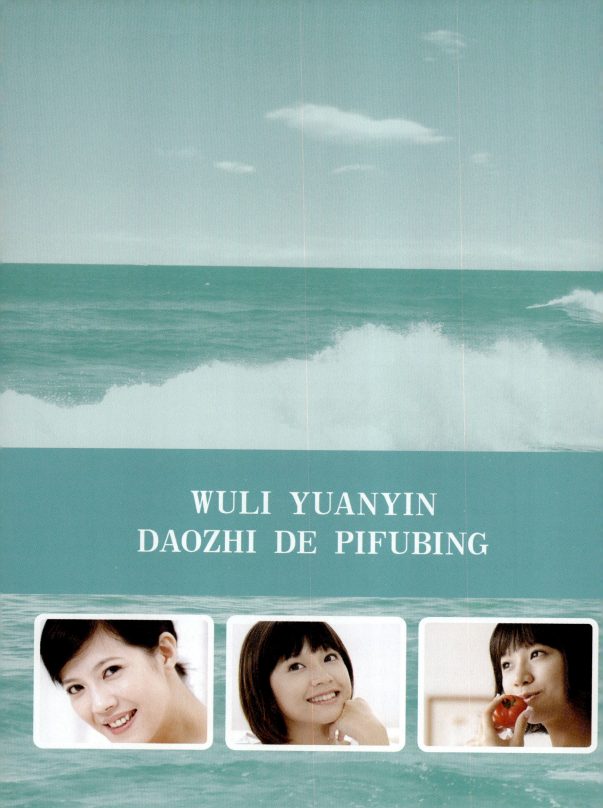

WULI YUANYIN
DAOZHI DE PIFUBING

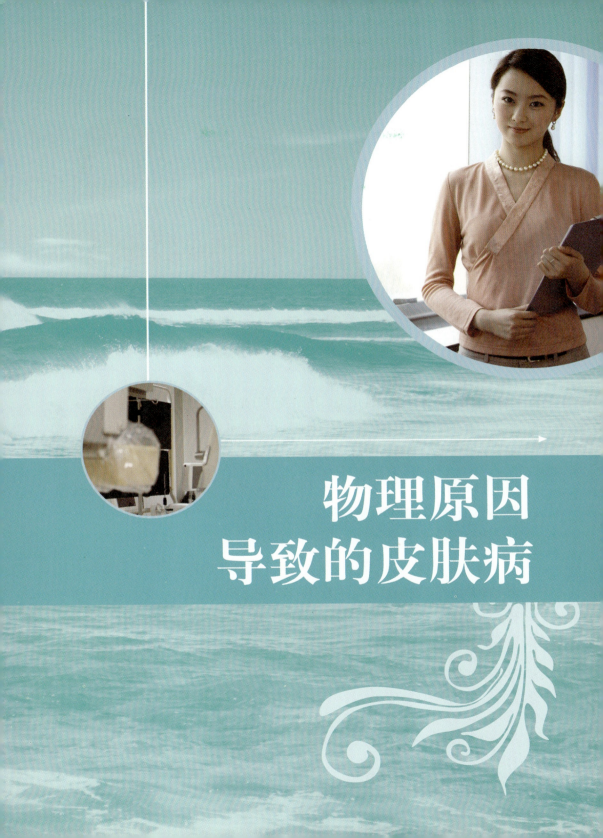

物理原因
导致的皮肤病

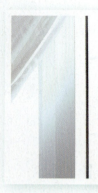
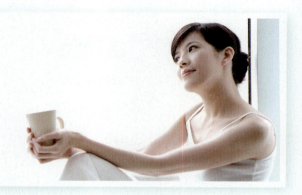

日晒伤

临床表现

日晒伤又称为日光性皮炎，是因强烈日光照射引起的一种皮肤急性炎症反应，主要是波长为 290 ～ 320 纳米的中波紫外线 (UVB) 所致。在紫外线强烈且在无遮挡的海滩、草原、沙漠地带容易发生。晒后的 24 ～ 48 小时在晒过部位出现皮肤红斑、水肿，72 小时后可出现水泡、脱屑，严重者可出现糜烂、肿胀并可出现全身症状：发热、恶心、心动过速、中暑、休克等。

预防和治疗

避免在强烈阳光下曝晒。采取适当的防光措施如打阳伞、穿长袖衣、戴宽檐帽或外涂防晒霜。轻症晒伤一般不需进行特殊处理，无水疱日晒伤可外用痱子粉、炉甘石洗剂，形成大疱时可吸出疱液，表皮剥脱形成糜烂者可用 3% 硼酸湿敷或外用抗生素药膏，有明显全身症状时可口服小剂量泼尼松或者注射复方倍他米松注射液。

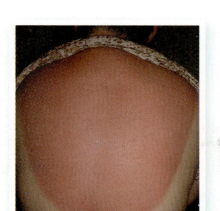

户外活动导致的日晒伤
面、颈、上臂暴露部位见红斑

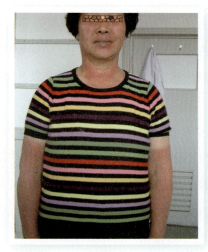

日晒伤
海滩游泳后晒伤，见清晰的泳衣遮挡痕迹

物理原因导致的皮肤病

痱子

痱子又称汗疹，是由于在高温闷热环境下，出汗过多，汗液蒸发不畅，导致汗管堵塞、破裂，汗液外渗入周围组织而引起的。主要表现为小丘疹、小水泡，好发于夏季，多见于排汗功能较差的儿童和长期卧床患者。

临床表现

按患者症状和体征的不同，分为4种类型。

（1）白痱：也称晶形粟粒疹。汗管堵塞部位浅表，损害为多数针尖至针头大的浅表性小水疱，壁极薄，疱液清，周围无红晕。自觉症状轻微，容易破裂，多于1～2天内吸收，有轻度脱屑。多见于长期卧床，过度衰弱，伴高热及大量出汗的患者，好发于颈及躯干部。

（2）红痱：也称红色粟粒疹，最为常见。汗管堵塞发生在表皮螺旋形的汗管内。皮肤损害多数为针帽大小的丘疹或丘疱疹，周围有轻度红晕，常成批发生于躯干部，尤其是皱褶处如腋窝、肘窝、妇女乳房下、婴幼儿头面部及臀部等处。自觉轻度烧灼感及刺痒。

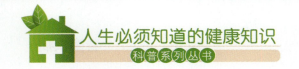
（3）脓痱：也称脓疱粟粒疹，痱子顶端有针头大小的浅表性小脓疱。主要发生于皮肤皱襞处，如四肢屈侧和阴部，小儿头部也常见，脓疱细菌培养常为非致病性球菌，褶烂处的痱子多属此型。

预防和治疗

预防措施主要是室内通风。尤其是炎热季节，注意周围环境不要过于潮湿、温度不要过高，以减少出汗和利于汗液的蒸发。小儿的衣服要宽松，不要穿得过多、过厚，要勤换勤洗，保持清洁干燥，要经常洗澡，出汗后要马上洗澡，勿使积汗。多数患者加强通风降温、注意清洁后即可自愈，不用特殊治疗，必要时，可用外用炉甘石洗剂。

晶状痱
皮肤上密集的透亮小水疱，水疱非常浅表，手指轻轻滑过皮肤即可擦破水疱

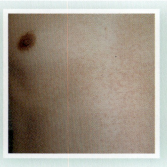

发生在成年人的红痱
系在高温、高湿环境工作所致

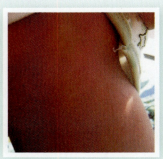

幼儿躯干部脓痱
红斑基础上见到散在的细小脓疱

鸡眼

临床表现

物理摩擦是导致鸡眼的主要原因，长时间站立和行走的人容易发生，无传染性。临床表现为足趾出现圆锥形鸡眼状的角质增生物，针头到黄豆大小，淡

黄或深黄色，表面光滑透明，有连续的皮纹通过鸡眼表面，一般与皮面相平或稍隆起，边界清楚。圆锥状角质增生的顶端呈楔状嵌入真皮部，刺激真皮神经末梢而发生剧烈的顶撞样疼痛，如同一个小钉钉在了脚底，压痛明显。用小刀去除其表面的角质，在中央可见一坚硬的针状角质栓，外周有一圈透明的淡黄色环，形如鸡的眼睛，因而得名，数目常为 1～2 个或多个，本病的外观容易和跖疣混淆。

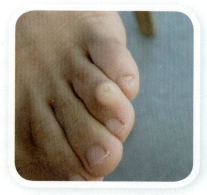

发生在第 4 趾的鸡眼，注意其顶部外观类似鸡眼样

治疗

可以采用电灼、激光、刮除疗法，外贴鸡眼膏亦有一定的疗效。

预防

可以选择舒适、合脚的鞋，避免长期穿高跟鞋，有足部畸形的应即时手术纠正。

胼胝

临床表现

胼胝是一种发生在足底的皮肤病，俗称"脚垫"或"老茧"。主要发病于中老年人，经常穿高跟鞋的女性也容易发生。胼胝为局限性黄色、较厚、坚硬的角质增生斑块，边界不清，中央厚、边缘较薄，好发于掌跖易受压及摩擦部位，常对称发生，严重时可有压痛，特别是站立行走时，犹如鞋底内有小石块硌脚，明显感到不适和疼痛，严重者可以在此基础上发生深的龟裂，持久不愈。

原因

因某些需要长期站立和行走的职业、不合脚的鞋子、过高和过紧的高跟鞋所致。此外，老年人的足横弓塌陷可以导致第二趾跖骨头部位发生胼胝，此部位的胼胝需要到骨科就诊。该病发展缓慢，早期无症状，病久皮损增厚，严重时伴有走路疼痛和压痛，临床上患者容易与鸡眼混淆。鸡眼表现皮损面积较小，为针状圆锥形角质栓嵌入足底的皮肤内，受压疼痛明显。

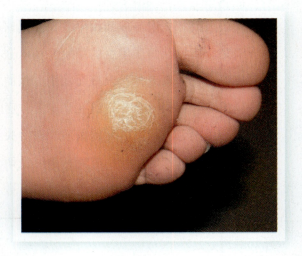

发生在左足底的胼胝，形似一块黄色的厚茧，长期行走和站立时会有疼痛感

预防和治疗

早期轻度的胼胝，纠正行走步态，避免穿不合脚的鞋子和尖头高跟皮鞋；穿有厚垫的宽松鞋，减轻摩擦和挤压后胼胝可逐渐消退。还可用硬膏胶布粘贴皮损部，每两天更换 1 次，能促使增厚的皮肤角质层软化、剥脱，以减轻疼痛症状。比较严重的胼胝，应到医院用手术刀修理削薄胼胝。在家中，也可用热水浸软后用修脚刀削除部分增厚的皮损，但不要损伤正常皮肤，以免引起感染。

冻疮

冻疮是一种由寒冷引起的末梢部位皮肤局限性、瘀血性、炎症性疾病。是冬季常见的皮肤病，气候转暖后可自愈，来年秋冬季节易复发。长期暴露于寒冷、潮湿的空气中，加上患者末梢血液循环较差为主要发病因素。缺乏运动、手足多汗、营养不良、贫血，鞋袜过紧、户外工作及慢性消耗性疾病均为本病诱因。如受冻时间较长，动脉持续痉挛，导致血管麻痹而出现静脉瘀血、毛细血管扩张、渗透性增加、血浆渗入组织间隙而发病。

临床表现

皮损好发于手足、面颊、耳郭等处。典型皮损为局限性暗紫色隆起的水肿性斑块或结节，境界不清，边缘呈鲜红色，表面紧张而光亮，压之可褪色。严重时，表面可发生水疱、糜烂、溃疡，愈后留色素沉着或萎缩性瘢痕，自觉瘙痒明显，受热后加剧。各年龄组均可发生，但以儿童、青年妇女或末梢循环不良者多见。

预防和治疗

平时加强锻炼和营养，增强体质，促进血液循环。入冬注意全身及局部干燥、保暖，手套、鞋袜不宜过紧，受冻部位不宜立即烘烤及用热水浸泡。冻疮局部外用复方尿囊素乳膏。

放射性皮炎

放射治疗是肿瘤治疗的重要手段之一，放射线皮炎是指各种类型的放疗射线包括电子、中子和质子引起的皮炎。其损伤的程度取决于放射剂量、照射种类、

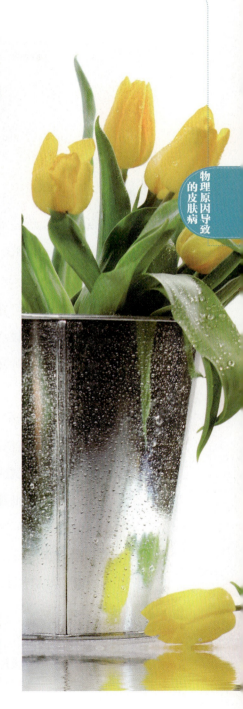

物理原因导致的皮肤病

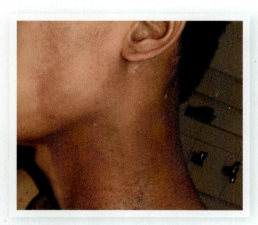

X射线治疗颈部肿瘤后的放射性皮炎

受照射面积、年龄、机体的整体状态、放射不良反应处理等多种因素。皮肤损伤与射线剂量呈正相关，约90％的放疗患者会出现皮肤不同程度的红斑，皮肤受照射5戈瑞就可形成红斑，20～40戈瑞可形成上皮脱落及皮肤溃疡。

临床表现

分急性和慢性两种：

（1）**急性放射性皮炎**：由于短期内接受大剂量放射线引起，潜伏期一般为数日，但如剂量过大，则可在照射后24小时内发生损害。按损害轻重，可分为三度。

第Ⅰ度：照射剂量较小，于照射部位出现界限清楚的局限性红斑及肿胀，2周内最明显，有灼热和刺痒感。可引起暂时性脱毛。3～5周后红斑消退，出现脱屑及色素沉着。

第Ⅱ度：照射剂量较大时，局部发生潮红、肿胀、水疱形成。水疱破后形成糜烂面，类似Ⅱ度烧伤，自觉灼热或疼痛，以后结痂。一般需经1～3月才能愈合，愈后遗留色素沉着或脱失、毛细血管扩张、皮肤萎缩及永久性毛发脱落等。

第Ⅲ度：接受大剂量照射时，局部红肿剧烈，迅速出现组织坏死，形成大小不一的溃疡，其深度可达皮下、肌组织，直至骨组织，常持续多年不愈，愈后成萎缩性瘢痕，日久后在溃疡或瘢痕处可发生癌变。

较重的急性放射性皮炎，还可伴轻重不一的全身症状如头痛、食欲不振、恶心、白细胞下降等。

（2）**慢性放射性皮炎**：多系长期反复接受小剂量放射线引起，亦可由急性放射线皮炎转变而成。潜伏期数月至数年不等，表现为局部皮肤干燥萎缩，皮脂腺

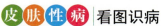

及汗腺分泌减少，毛发脱落，毛细血管扩张，色素减退或缺失。有时因纤维组织增生而致局部皮肤变硬。日久皮肤可发生扁平或疣状角质增生，或形成不易愈合的溃疡，可继发癌变。

诊断

根据患者有放射线接触史，损害发生在放射部位及其特点，容易诊断。

治疗

急性放射性皮炎主要为对症处理。红斑时可用洗剂或冷湿敷，有糜烂时可用3%硼酸溶液等湿敷。溃疡可进行湿敷，外用抗生素软膏，或用鱼肝油软膏。分泌物多时可用复方硫酸铜溶液湿敷。在慢性放射性皮炎，对疑有癌变的皮损应进行病理检查，必要时及早切除和植皮。

预防

严格掌握放射治疗应用的指征。对接受放射治疗的患者应严格掌握剂量，接触射线的医护人员，应严格遵守操作规程，加强防护措施，定期作体格检查，发现有病变者，应及时避免再接受放射线。除治疗恶性肿瘤外，对良性病变，一旦有Ⅱ度以上放射性皮炎发生，应停止治疗，并定期进行追踪观察。

物理原因导致的皮肤病

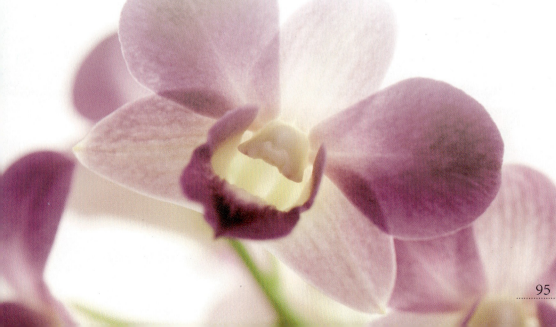

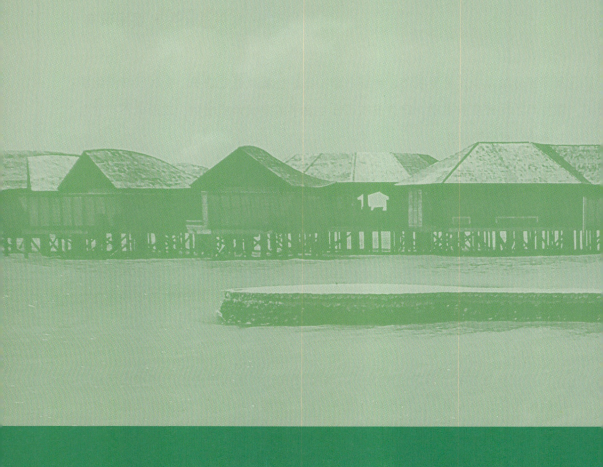

YICHUANXING
PIFUBING

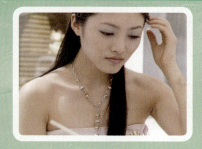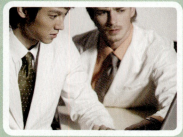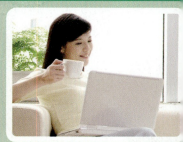

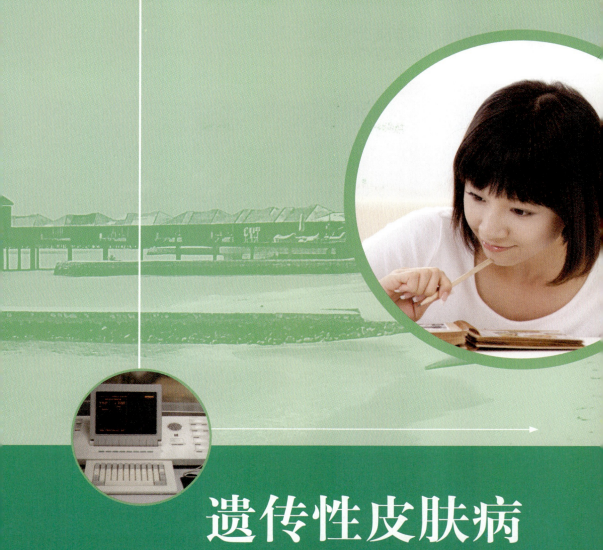

遗传性皮肤病

银屑病

银屑病俗称"牛皮癣"，是一种由多基因遗传的、多环境因素刺激诱导的免疫异常性慢性炎症性增生性皮肤病。银屑病是遗传病，夫妇双方任意一方患病时其所生子女都会接受银屑病基因，但子女发生银屑病的概率为 15% ~30%，即使终身不发病的子女也属于基因携带者。基因代代相传，可能在其子代、孙代等后代发病，因此有的银屑病患者追溯不到明确的家族史。银屑病基因是发病的内因，其他一些因素如链球菌感染（扁桃体炎）、精神创伤、过度紧张、外伤劳累等常成为诱发银屑病的外在原因。银屑病会造成红斑、脱屑、瘙痒等皮肤损害，其特征是慢性反复发作，加重和缓解交替。由于慢性反复发生和对外观造成的影响，大多数银屑病患者心理损伤比身体伤害更大，对患者生活质量的影响等同于甚至超过其他常见疾患如糖尿病、类风湿性关节炎等。

临床表现

（1）寻常型银屑病：损害可见于全身各处，但以头皮、膝关节前、肘后为好发部位，多对称发生。皮损初期为红色丘疹或斑丘疹，粟粒至绿豆大小，以后可逐渐扩大融合成红色斑片，境界清楚，基底浸润明显，皮损表面覆有多层银白色鳞屑，易刮除。去除表面鳞屑可见一层淡红色发亮薄膜，再刮除薄膜，出现筛状小出血点，称为"点状出血现象"。白色鳞屑、发亮薄膜和点状出血是本病的临床特征。

除了寻常型银屑病外还有3类少见的特殊类型银屑病。

（2）**脓疱型银屑病**：又分为泛发型脓疱病和掌跖脓疱病2种。①泛发型脓疱病：多见于银屑病不当治疗后，表现为红斑上密集的黄白色脓疱，多数伴有发热等全身症状，属于重症银屑病。②掌跖型疱病：多数单独发生在手足掌而无全身的银屑病皮肤病变，表现为掌跖红斑基础上的脓疱。

（3）**关节病型银屑病**：患者除银屑病损害外，还可发生类风湿性关节炎症状，其关节症状与皮肤症状同时加重或减轻。多数病例常继发于银屑病之后，或与脓疱型银屑病或红皮病型银屑病并见。

病变可侵犯大小关节，但以手、腕及足等小关节，特别是指跖末端关节多见。这些关节红肿疼痛，僵直甚至肌肉萎缩，最终出现畸形和残疾。

（4）**红皮病型银屑病**：又称银屑病性剥脱性皮炎，临床病情较重，多由寻常型银屑病在进行期外用药刺激或治疗不当而引起。诊断要点为剥脱性皮炎，多见全身皮肤弥漫潮红，肿胀，大量麸糠样脱屑（见图），掌趾角化，甲增厚甚至脱落。此时寻常型银屑病的特征往往消失，但愈后可见有小片寻常型银屑病的皮损。患者常伴有发热、寒战、头痛等不适症状。

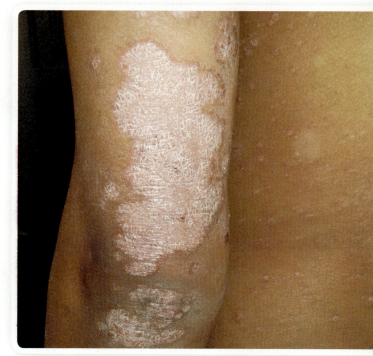

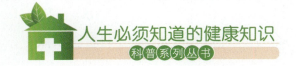
治疗

需要注意的是银屑病系多基因遗传病，任何药物都不能更改基因，因此首先应该明确银屑病是不能根治的，不要相信广告宣传的所谓特效、根治的药物，这类所谓特效药往往都含有化疗药物或者激素，能迅速见效但停药后银屑病会迅速复发加重。化疗药物对肝肾皆有伤害，不少患者最终死于不当和过度治疗导致的肝肾功能损伤，因此治疗原则是使用安全、正规的治疗方法获得较持久的症状缓解即可。银屑病容易对治疗产生耐药性，因此早期、轻症的银屑病可以采用内服中药、外用非激素软膏如卡泊三醇等治疗，日久产生耐药时可使用治疗效果更强的药物如维 A 酸类内服治疗，近年来出现的生物制剂如抗肿瘤坏死因子抗体、CD4 抗体有较好的安全性是未来银屑病治疗的希望所在。

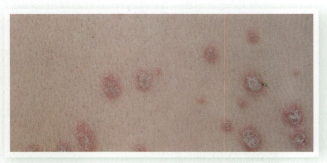

寻常型银屑病
背部损害，红斑上覆盖银白色鳞屑

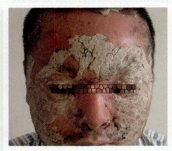

寻常型银屑病
面部和头皮厚积银白色鳞屑。通常银屑病较少发生在面部，此患者系使用秘方等不当治疗导致

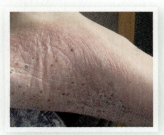

掌跖脓疱病
银屑病在掌跖部位的特殊类型

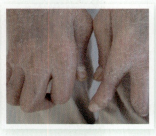

关节病型银屑病
双手关节畸形，不能伸展，丧失劳动力和生活自理能力

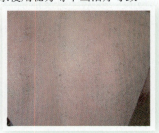

红皮病型银屑病
全身皮肤弥漫潮红，大量糠皮样脱屑

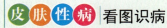

鱼鳞病

临床表现

　　由于遗传方式、外观表现上的不同，鱼鳞病临床有多种分型，其中最多发的是寻常型鱼鳞病，其主要临床特点是出生时皮肤外观正常，出生数月后发病，此后随年龄的增长病情逐渐加重，皮肤干燥，皮面出现细薄的片状鳞屑，皮损以四肢伸侧为重，尤以小腿明显外观类似鱼鳞状，少数人同时伴有掌跖角化、甲变脆、毛发稀疏等症状，多数患者在 1～4 岁时症状已经较明显。鱼鳞病的皮损有季节性在冬季寒冷干燥季节加重，在潮湿温暖的夏季减轻。部分患者在进入青春期皮脂腺发育成熟后皮损可自然减轻。

　　寻常型鱼鳞病主要有两种遗传方式：①常染色体显性遗传，主要遗传特点是患者双亲中至少有一人患病，每代人均有发病，发病概率为 50%，每代人中男女发病率相等。②性联遗传，也称 X- 联锁遗传，主要遗传特点是几乎全部见于男性发病，女性仅属于携带基因者而发病极少。男性患者不会将该基因遗传给他的儿子，却将该基因遗传给他的女儿而自己不发病，只是该基因的携带者，携带者的儿子有半数接受该基因而出现症状。除寻常型鱼鳞病外还有少见的鱼鳞病，如

物理原因导致的皮肤病

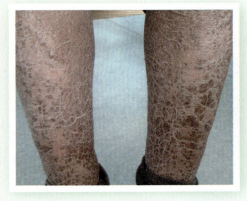

鱼鳞病
小腿鱼鳞样褐色斑片

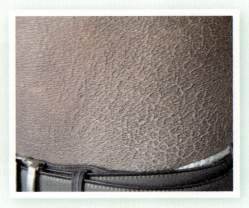

鱼鳞病
腰腹部鱼鳞样斑块

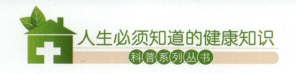

层板状鱼鳞病、表皮松解性角化过度鱼鳞病、限局性线状鱼鳞病等，它们的遗传方式则有常染色体隐性遗传、常染色体显性遗传等。

治疗和预防

因为是遗传病，鱼鳞病不能根治，在治疗上主要是使用油脂类软膏外涂。选用10%尿素软膏效果较好，长期使用可使皮肤外观得到改善，如果配合温泉洗浴则效果更好。另外使用5%乳酸或维A酸软膏局部外用也有良好效果。口服维生素A(7.5万～15万单位／日）也可使症状得到改善，但长期使用可引起脱钙、脱发等不良反应。鱼鳞病患者皮肤较干燥，平素应避免过度洗浴，尤其不能用热水洗烫或用碱性太强的肥皂搓洗。冬季气候干燥的时候，注意外涂油脂类护肤品以使皮肤保持润泽。饮食上要注意多吃蔬菜、水果，适当吃一些动物肝脏、胡萝卜等富含维生素的食品有助于缓解症状。有条件时应选择在南方沿海地区生活、工作会获得自然缓解。

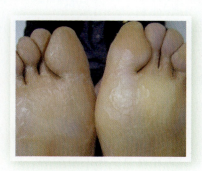

掌跖角化病
足底厚的黄色角化层，如厚积的蜂蜡

掌跖角化病

临床表现

掌跖角化病分弥漫型和播散型。患者常幼年发病，掌跖皮肤呈弥漫性角质增厚，黄褐色，有裂痕，无痛痒，并延伸到近端掌跖侧缘；如果累及指甲，可表现甲板增厚、弯曲或甲营养不良，还可并

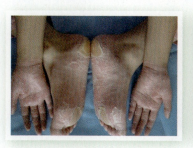

发生在10岁女童的掌跖角化症，自幼年就发病，手足是弥漫性红斑伴有持续不断的脱屑，该病例还伴有牙齿发育不良

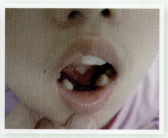

10岁女童的牙齿发育情况，可以见到发育残缺的下颌牙

发遗传性对称性色素异常等。该病可单纯发生也可伴发其他疾病，如牙齿发育不良，消化系统肿瘤、痉挛性麻痹、HLA－B27 相关联的强直性脊柱炎、多汗、色盲、胃或十二指肠溃疡、并指症、银屑病等。此病属于遗传性疾病，以常染色体显性遗传为主，也可表现为常染色体隐性遗传，致病基因尚未完全搞清楚，已有的研究表明染色体 15q22－q24、8q24.13－8q24.21 都是可疑的遗传基因位点。

治疗

掌跖角化病不能根治，内服维 A 酸药物，外用维 A 酸和皮质类固醇软膏可以缓解症状。

汗孔角化症

汗孔角化症是一种古老的遗传病。19 世界意大利科学家米伯里 (Mibelli) 描述了该病的临床特征：皮肤过度角化，鳞状上皮增生，表层呈火山口状，真皮内有淋巴细胞浸染，严重者可癌变，因此汗孔角化症也被称作 Mibelli 汗孔角化症。

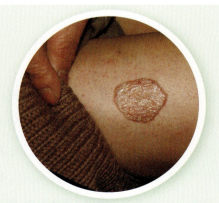

发生在大腿外侧的汗孔角化症，可以见到一类圆形的红斑，其特征性的表现是隆起的边缘

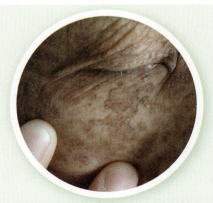

发生在老年女性面部的汗孔角化症，虽然不是很明显，仍可以见到隆起的边缘

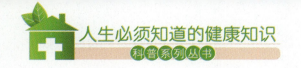
临床表现

汗孔角化症属常染色体显性遗传病，可在一个家族成员中连续发病，2003年我国学者曾报道了一个连续 8 代，家族 353 人中患汗孔角化症者达 53 人的湖南家系，但也有无遗传证据的散发病例。该病为表皮细胞不正常的过度增生，这些增生可受某些刺激而激发，如免疫抑制剂、肾移植、电子束放疗、光化学疗法、日光及慢性皮肤损伤等均可诱发或加重病情，故认为在有遗传倾向的患者免疫功能受到抑制时，可直接激发表皮突变或破坏表皮生长动力学而促发异常的表皮细胞增生，从而诱发本病的发生，汗孔角化症可以发生在面部、颈部、肩部、四肢、外阴等处皮肤，表现为角化性丘疹，缓慢向周围扩展形成环状，地图状或不规则形状的斑片，边缘为呈灰色或棕色堤状的角质性隆起，缺乏汗毛，皮损中央轻度萎缩，位于受压或摩擦部位的皮肤增厚处也表现为堤状角质性隆起，边缘呈显著的巨大斑块型疣状隆起。汗孔角化症具有特殊的病理学改变，皮肤病理检查可以确诊该病。

治疗

泛发型的没有有效的治疗办法，小面积的可采用激光、电灼、冷冻、手术切除。

口周黑子病

临床表现

口周黑子病也称为色素沉着—息肉综合征，属于错构瘤。色素沉着斑点主要发生在口唇部位，也可以同时发生在手掌、足跖、手背、足背等处。有的患者伴随有毛发脱落，常为泛发性，如头发、眉毛、胡须、腋毛、阴毛、四肢毛发等皆可脱落，常并发明显的甲改变，表现为甲营养不良、甲分离、甲脱落等。黏膜的色素沉着可以单独发生也可以伴发小肠息肉，发生息肉时可以无症状或表现为消化道出血及引起小肠套叠致肠梗阻，少数息肉可以癌变，需要警惕。

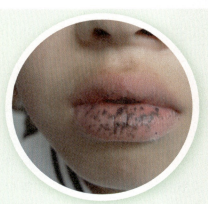

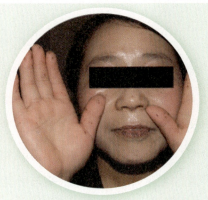

发生在口唇上的口周黑子病（唇红见黑色斑点），此例患者黑子单纯发生在唇部

同时发生在唇红和手指部位的黑子

治疗

唇部色素沉着可以试用激光改善外观，需要注意肠道息肉和监测息肉是否恶变。

化脓性大汗腺炎

化脓性大汗腺炎也称为反常性痤疮，是发生在大汗腺的慢性炎症，当与头皮脓肿性穿凿性毛囊周围炎、聚合性痤疮并发时，称为毛囊闭锁三联征。本病的发病原因尚不十分清楚，但推测和遗传、性激素、感染等有关。发病具有明显的家族遗传性，其遗传模式符合常染色体显性遗传规律；多在青春期前后初发，发病人群主要为青壮年，男性患者在 40 岁后自然减轻，女性患者绝经期后病情也能明显自然减轻，甚至完全消退，提示性激素水平与发病有关；化脓性皮损中可以检出多种细菌：金黄色葡萄球菌、链球菌和铜绿假单胞菌、消化链球菌，在肛周皮损中可以检出大肠杆菌，检出的菌株复杂且不稳定，常随发病部位的不同而有所变化，因此多数学者认为细菌感染是继发性的而非始发原因。

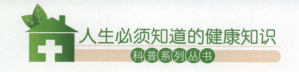

临床表现

化脓性大汗腺炎多发生于腋窝、外生殖器、肛周、腹股沟、乳晕等部位，如有发生在这些部位的反复的毛囊炎和脓肿要考虑本病的可能。发病开始时为有触痛的红色结节，其后结节化脓、破溃、溢脓，并形成窦道。病变分布广泛、持久，发生在生殖器和肛周的可引起行走困难，并有恶臭导致严重的生活障碍。临床上需与寻常痤疮、皮肤结核、疖肿、淋巴结炎等相鉴别，肛周部位需与肛瘘鉴别。

治疗

早期诊断、早期治疗是关键，可以控制病情发展，减少瘢痕和畸形的形成。病程初期应口服或静脉滴注足量、敏感的抗生素，且疗程必须足够长。形成窦道时应进行彻底的清创切除，范围和深度都要足够。配合口服糖皮质激素、异维 A 酸、阿维 A 酯和抗雄激素治疗有一定效果。

物理原因导致的皮肤病

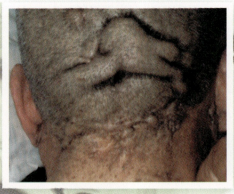

发生在头皮的脓肿性穿凿性毛囊周围炎和窦道

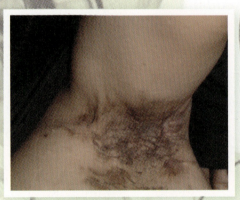

化脓性大汗腺炎在腋下的瘢痕

化脓性大汗腺炎臀部和肛周皮损，见大量的脓肿、瘢痕和窦道。此 3 图为同一病例，其化脓性大汗腺炎、头皮脓肿性穿凿性毛囊周围炎、聚合性痤疮并发，可以称为毛囊闭锁三联征

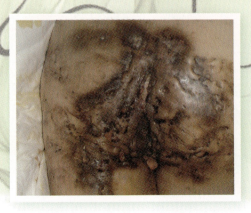

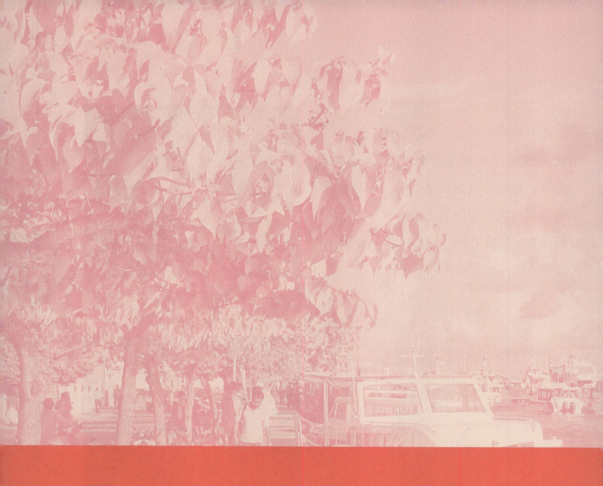

MAOFA YU MAONANG JIBING

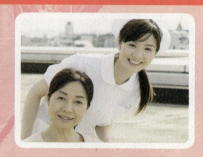
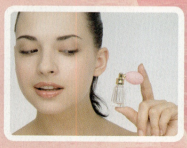
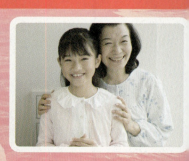

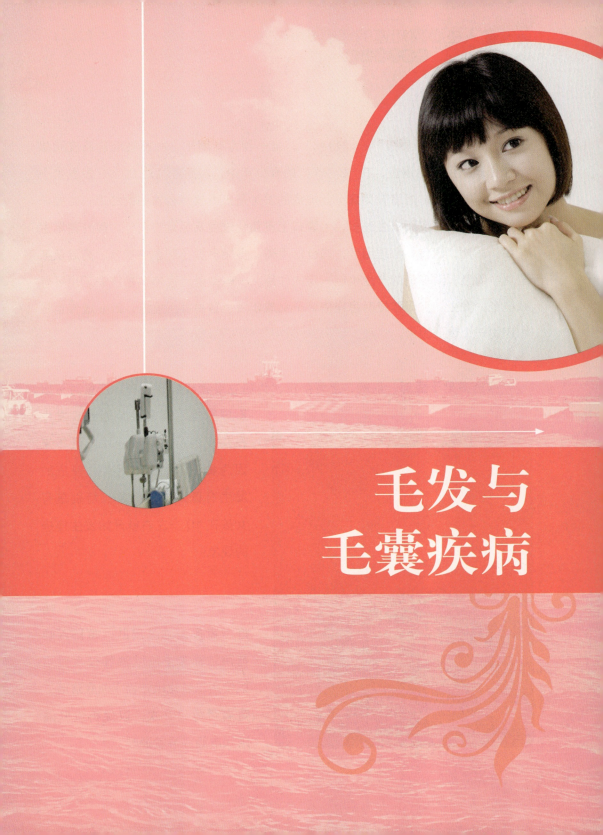

毛发与
毛囊疾病

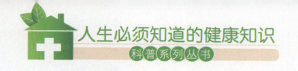
痤疮

痤疮俗称"青春痘"、"粉刺",是一种青春期常见的慢性毛囊及皮脂腺炎症性皮肤病。据调查,在 12~25 岁的青少年中,发病率高达 80%,多发生于面部,影响美容,患者较为痛苦。痤疮的发生是多因素综合作用的结果,主要与雄性激素作用下皮脂产生过多,毛囊口上皮角化过度及毛囊内痤疮丙酸杆菌增生有关。另外,遗传、心理因素,内分泌障碍,多脂多糖及刺激性饮食、高温及某些化学因素,对痤疮的产生也起一定的作用。一些微量元素特别是锌缺乏也可导致痤疮的发生。父母年轻时患痤疮,子女成年后也容易发生痤疮,因此遗传也是本病的一个重要因素。

临床表现

痤疮多见于面部、前胸、上背部位,为孤立或者成群的丘疹,严重时可以

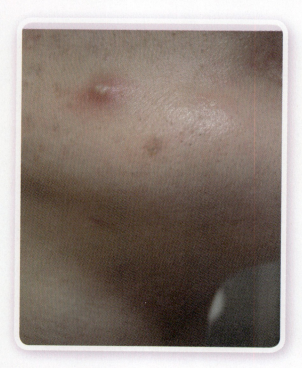

形成脓疱、囊肿甚至瘢痕,发生在头皮的可以造成脱发。近年来因为食品添加剂的污染,痤疮的发生有低龄化的现象,特别是有女孩在 10 岁左右就开始发生痤疮的现象。

预防

（1）保持皮肤清洁卫生:痤疮患者多为油性皮肤,每日入睡前用洁面乳（皮肤油性很大时可以使用二硫化硒洁面）彻底洁面,重者可每日 2 次,以保持皮肤清洁和皮脂腺导管通畅。

（2）**饮食合理**：要做到营养均衡，不偏食，不过食。主副食、荤素食要搭配好，刺激性食物（葱、姜、蒜、辣椒、咖喱、浓茶、酒等）以不食为好，油炸、甜腻、冷饮尽量少食。

（3）**情绪稳定**：学会调节自我，保持良好的精神状态，在高度注意力集中、紧张思考学习工作后，适度放松，遇到不愉快的事情时尽快调整心态，不要长时间受到忧郁、烦恼情绪的困扰，经前期保持充分睡眠，劳逸结合。

（4）**保持大便通畅**：使体内的毒素及时排出。

（5）**起居规律**：按时休息。

（6）**勿滥用或少用化妆品**：有的化妆品含有较多粉质，易堵塞毛囊，产生痤疮。

（7）**不到私人美容院随意挤压**：易造成感染和瘢痕，要到正规医院的皮肤科治疗。

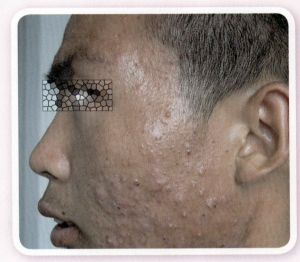

面部的寻常痤疮

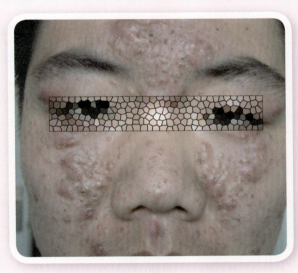

发生在面部大的聚合性痤疮，严重影响外观，并可能导致持久性瘢痕形成

毛发与毛囊疾病

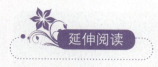

药物治疗和物理治疗

痤疮是常见病、多发病，其治疗药物和手段较多。为便于理解这些药物的作用原理，现将常用的痤疮治疗药物介绍如下。

外用药

（1）**过氧化苯甲酰**：是一种有机过氧化物，具有很强的杀菌、角质剥脱、溶解粉刺和抑制皮脂分泌的作用，适用于丘疹性、脓疱性痤疮，常用浓度为2.5%~10%。该药可单独使用或与其他抗痤疮药物联合应用。

（2）**硫黄水杨酸制剂**：局部外用有角质剥脱作用，适用于丘疹性、脓疱性痤疮，常用浓度为3%~8%硫黄洗剂或乳剂，1%~2%水杨酸洗剂或霜剂。

（3）**壬二酸**：系天然存在的饱和直链二羧酸，有抑制黑素细胞作用，对皮肤粉刺内各种需氧菌和厌氧菌有抑制菌和杀菌活性。局部用20%壬二酸霜可使

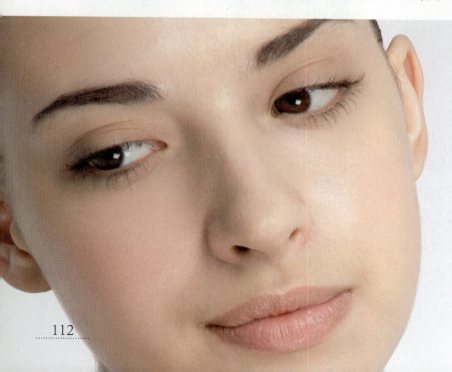

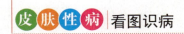

皮肤微球和滤泡内丙酸杆菌的密度明显减少，并使皮肤表面脂肪的游离脂肪酸含量减少。

（4）局部用维 A 酸类药：通过调节表面细胞的有丝分裂和促进表皮细胞更新，具有逆转上皮异常角化，导致角质形成细胞粘聚力降低，使病变皮肤的增长和分化恢复正常。特别是能促进毛囊上皮更新，防止角质栓塞，抑制蛋白产生，使痤疮皮损消退。其常用浓度为 0.01%~0.1%。

（5）维胺酯，维 A 酯类药：局部使用具有促进上皮细胞分化与生成，调节角化过程，抑制皮脂分泌，抑制痤丙酸杆菌、抗炎等作用。

（6）阿达帕林：是一种新的萘甲酸衍生物，属第三代维 A 酸类药物。能选择性结合于对皮肤角质细胞增长与分化有调节作用的维 A 酸受体，从而调节毛囊、皮脂腺上皮细胞的分化、减少粉刺的形成。同时，阿达帕林可以抑制人类多形核粒细胞的趋化，抑制花生四烯酸经脱脂氧化生成炎症介质，从而在治疗痤疮过程中起到抗炎作用，改善炎性皮损。

（7）纳米银类药：具有广谱抗菌，促进上皮再生，消除炎症的作用，少量纳米银渗入皮肤可减轻局部炎症反应，促进皮损愈合。

口服药物

（1）口服维 A 酸类药：药品试验表明该品具有缩小皮脂腺组织，抑制皮脂腺活性，减少皮脂分泌以及减轻上皮细胞角化和减少痤疮丙酸杆菌的作用，适用于重型痤疮，尤其适用于结节囊肿型痤疮。常用的有异维 A 酸、维胺脂等。维 A 酸类药物口服治疗痤疮效果较好，但可以导致胎发育畸形，而且此类药物会在体内停留很长时间，停药 2 年后才可以怀孕，因此育龄期女性使用此类药物要慎重。

（2）口服锌制剂：具有促进维生素 A 水平上升，抑制毛囊过度角化及抗炎作用。目前常用的口服锌制剂有硫酸锌、葡萄糖酸锌、甘草酸锌等。

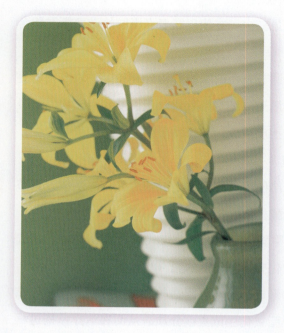

（3）**性激素类药**：具有较强的抗雄性激素作用。在皮脂腺部位与双氢睾酮发生竞争对抗作用，阻止了双氢睾酮对皮脂腺的影响，使皮脂腺分泌减少。限于严重的病菌或对其治疗效果不佳者，因其易引起内分泌失常，如男性患者女性化，故应慎用，不应作为常规疗法。此外，螺内酯（安体舒通）、甲氰咪胍，其作用是竞争性阻断雄素二氧睾酮与毛囊受体结合，抑制皮脂腺分泌，减轻炎症。另外，对于有内分泌异常的女性可用醋酸氯羟甲烯孕酮／乙炔雌二醇的联用。如达因 –35 为"环丙孕酮 + 乙炔吡醇的组合物"，前者有较强的抗雄激素作用，后者可避免月经失常，治疗女性雄激素过多引起的痤疮效果好。

（4）**抗生素药物**：主要机理是杀灭痤疮丙酸杆菌所产生的炎性介质，可抑制痤疮棒状杆菌和对白细胞超化性的抑制作用，而使皮脂中激素脂肪酸浓度明显下降，常用的如米诺环素。甲硝唑也是常用的抗生素，对厌氧菌有抑制作用，可以抑制丙酸痤疮杆菌的生长，减轻炎症反应。

（5）**其他类药物**：氨苯砜可能具有抗炎作用，可用于结节、囊肿、聚合性痤疮的患者。

中医中药

中医认为痤疮是肺胃有热，肝气郁结，阴阳失调所致，常用的成品中药如丹参酮胶囊、当归苦参丸等，可以单独使用或联合西药治疗。

物理治疗

（1）红蓝光疗法：蓝光疗法是利用 415 纳米的光激活痤疮丙酸棒状杆菌代谢产物的内源性卟啉，通过光毒性反应产生单线态氧，诱导细菌死亡，同时保护其他皮肤组织不受损伤。蓝光治疗安全且没有不适感，颇受青年患者欢迎。但由于蓝光穿透力较浅，主要用于治疗轻中度痤疮。

（2）强脉冲光（IPL）：强脉冲光是用连续的强脉冲光子在低能量密度下进行非剥脱方式的嫩肤治疗。其光源为高功率氙灯，经滤过器筛选出连续波长的光（530～1200 纳米）用于治疗，其原理与红蓝光原理相同。通过光热治疗作用，可以激活卟啉释放出单态（或游离态）的氧离子，单态氧将杀死痤疮丙酸杆菌。另外，光热作用促进了炎症的吸收、消退，明显改善皮肤炎症，从而达到治疗痤疮的效果。

（3）痤疮瘢痕的治疗：严重的痤疮或者有瘢痕体质的人在患痤疮后常常遗留有不同程度的凹陷或增生性瘢痕，会造成明显的面部外观缺陷。此类瘢痕缺陷可以使用点阵激光治疗，点阵激光又称像束激光，可分为非剥脱性点阵激光和剥脱性点阵激光两大类，剥脱性点阵激光又主要有 CO_2 激光和 Er:YAG 激光两类。非剥脱性激光与剥脱性激光的区别主要在于前者不损伤表皮角质层，后者则是贯通了表皮全层，直至不同深度的真皮层。点阵激光不同于其他类型激光，其作用机理为点阵式光热作用理论，组织水

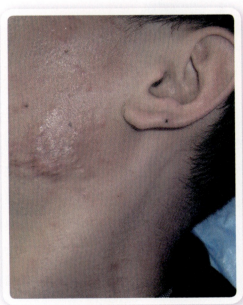

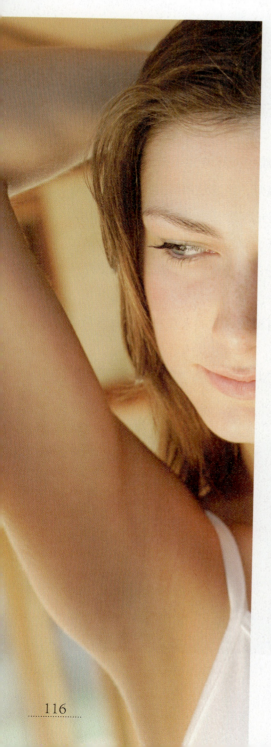

是点阵激光的靶色基，组织水吸收激光能量后，形成多个柱形结构的微小热损伤区，激光能量作用至真皮深层，刺激胶原蛋白增生，同时每个微小损伤区之间保留有一定量的正常皮肤，使受损区组织逐渐被周围有活性的角质层细胞迁移爬行而修复，是目前较先进的痤疮瘢痕治疗手段。

酒糟鼻

临床表现

酒糟鼻是由条件致病性寄生虫毛囊蠕形螨或指蠕形螨引起的，螨虫在毛囊和皮脂腺内寄生，引起皮肤组织炎症所致。酒糟鼻多见于 30 ～ 50 岁的中年人，男性较重，一般发生在鼻尖及鼻翼处，严重者可累及两侧面部，鼻外观上呈紫红色，损害呈对称分布，鼻尖及鼻翼发生痤疮、皮肤充血、表面不平，似酒渣附着故得其名。开始为暂时性的，时发时退。当吃了刺激性食物，情绪激动或遇冷、遇热后，发红更明显，时间长了，红色斑片就不再消退，如果病情发展，在红斑的基础上出现许多小红疙瘩，部分可有脓头，严重时鼻部软组织增生如瘤状，形成"赘鼻"。

预防和治疗

酒糟鼻的预防应避免或消除诱发这种病的因素：不吃刺激性食物，如辣椒；不饮酒、浓茶、咖啡等；吃饭不要过饱，保持消化道功能正常；少吃糖类及含脂肪多的食物，多吃蔬菜；局部皮肤避免过冷、过热刺激。

局部外用药物可外涂甲硝唑霜，每天 1~2 次。如果红疙瘩较大，局部毛孔开口特别明显时提示皮脂腺内有毛囊虫寄生，可口服甲硝唑（灭滴灵），每次 0.2 毫克，每天 2 次；内服清热解毒的中药，也有较好的辅助治疗作

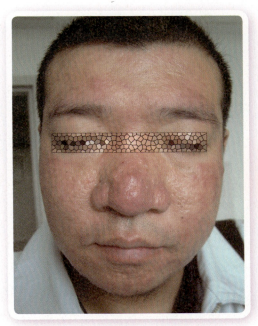

酒糟鼻，面部潮红呈现油腻样外观

用，可用凌霄花 50 克，栀子 50 克，共研细末，每次用茶水送服 6 克，每天 2 次；以血管扩张为主要表现的可以使用强脉冲光治疗，呈瘢痕样增生者可以使用点阵激光磨削治疗以改善外观。

斑秃

斑秃俗称"鬼剃头"，表现为斑片状的脱发，多可自行缓解，但容易复发，以发生在头皮的小面积脱发最常见（见图），少数头发全部脱落者称为全秃（见图），重者眉毛、腋毛、胡须、阴毛皆脱落称为普秃。斑秃的发病机制尚未完全清楚，目前普遍认为斑秃为一种由 T 淋巴细胞介导的器官特异性自身免疫炎症性疾病，精神紧张、压力等是常见的诱发和加重因素，有些患者会伴发其他自身免疫病如慢性淋巴细胞性甲状腺炎（桥本氏病）。

毛发与毛囊疾病

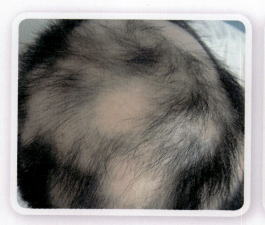

斑秃（头顶片状脱发）

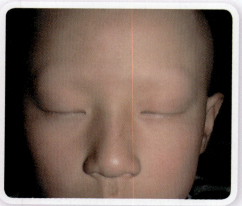

普脱（头发、眉毛、睫毛全部脱落）

治疗和预防

　　轻症的小面积斑秃使用皮质类固醇激素软膏或米诺地尔溶液外用，或用复方倍他米松局部封闭治疗效果较好。慢性反复发作的斑秃、全秃、普秃目前尚无理想的治疗办法。

　　斑秃的发生和心理紧张、压力有很大关系，现代社会压力和紧张不可避免，发生时要学会正确的面对和适当的宣泄。

雄激素源性脱发

　　雄激素源性脱发也称男性型秃发，因为患者往往伴有"头油"增多，也被称为脂溢性脱发。本病主要发生于 20 ～ 40 岁男性，女性较少。临床表现为头顶、额部、颞部渐进性脱发形成"谢顶"、"高额"，部分患者顶部毛发大部分或全部脱落，但枕后及头部两侧毛发基本保持正常。脱发的速度与程度因人而异，无明显自觉症状，但影响美观。

病因及发病机理

　　遗传因素是雄激素源性脱发发生的主要原因之一。雄激素源性脱发为常染

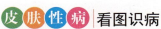

色体显性遗传病，患者父母和亲属常有类似的脱发表现。在遗传因素作用下患者的发根对雄激素的敏感性增加，引起发根萎缩而导致脱发。雄激素主要指男性的睾酮，人体内有一种称为 5α 还原酶的物质能使睾酮转变为二氢睾酮，二氢睾酮的生物作用是睾酮的 5 倍，雄激素源性脱发患者发根中的 5α 还原酶活性异常增高，致使患者脱发区皮肤转化睾酮为二氢睾酮的能力增加从而导致脱发。除雄激素外长期精神紧张、饮食失调、心理失衡及病菌感染（如糠秕孢子菌、痤疮棒状杆菌等）为诱发或加重本病的重要因素。

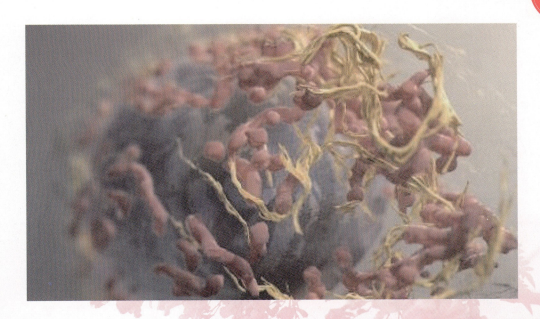

临床表现和分级

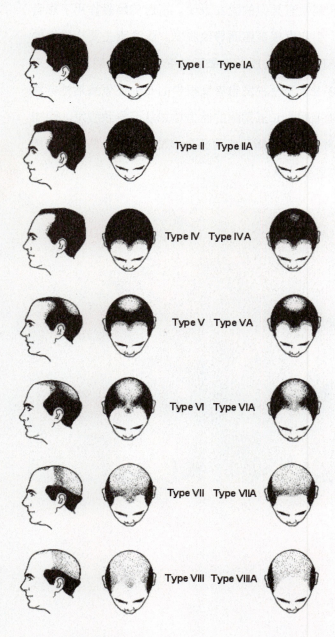

Type I   Type IA

Type II   Type IIA

Type IV   Type IVA

Type V   Type VA

Type VI   Type VIA

Type VII Type VIIA

Type VIII Type VIIIA

雄激素源性脱发的临床表现和 Hamilton 分级

1942 年，Hamilton 发现雄激素源性脱发与遗传和雄激素有关，1951 年按脱发程度和分布将其分为 8 级。I 级脱发为两侧顶骨区前发际线无后移，IA 级脱发为前正中发际线较正常人为高；II 级脱发为额顶部发际线出现对称的三角形后移；III 级脱发又称边界型或罕见型，额顶处发际不对称或有瘢痕；IV 级脱发为前额发际线严重对称性后移，IV A 级脱发为前额发际线正中部严重脱发；V 级脱发为正中发际线消失，冠状区 (crown) 秃顶式脱发；VI 级脱发为头顶部脱发区与前正中部裸露发际线被稀疏毛发隔离，在头顶部脱发区和前部发际线之间形成岛状发，VIA 级脱发为岛状发位于头顶和前额之间，头发十分稀少或缺如；VII 级脱发为额

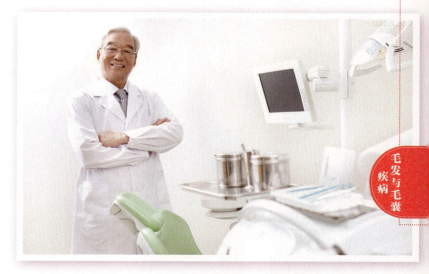

正中、裸顶侧和头顶3个易脱发区域中1个以上区域仍有至少100根休止期毛发；Ⅷ级脱发为马蹄形脱发，脱发区无任何毛发存在，耳周和枕部下方毛发减少。

毛发与毛囊疾病

治疗

（1）抑制雄激素药物：非那雄安是5α还原酶抑制剂，通过抑制睾酮转化为二氢睾酮而发挥抗雄激素作用，该药疗效确切，但需要连续服用1年以上才能起效，偶尔有致阳痿等不良反应，停药后可恢复。

（2）米诺地尔溶液：米诺地尔本为降压药物，临床使用中发现有多毛的不良反应而被用于脱发治疗，作用机理尚不明确，常用2%～5%浓度。

（3）二硫化硒和酮康唑洗剂：抑制糠秕孢子菌主要用于脂溢性皮炎（头皮屑）的治疗，对雄激素脱发有辅助治疗作用。

（4）手术治疗：重度和晚期雄激素脱发时毛囊完全萎缩（局部头发完全脱落）时内服外用药物皆无效，外科微移植术（单根毛发移植术）是临床治疗的唯一有效方法，可以在一定程度上改善外观。

预防

雄激素源性脱发主因是遗传，没有有效的预防办法，但少吃辛辣、油腻类食物，多吃蔬菜、水果，保证充足的睡眠对缓解症状有益。皮脂溢出多者，不要用碱性过强的洗发液洗头，洗头次数不宜过于频繁。

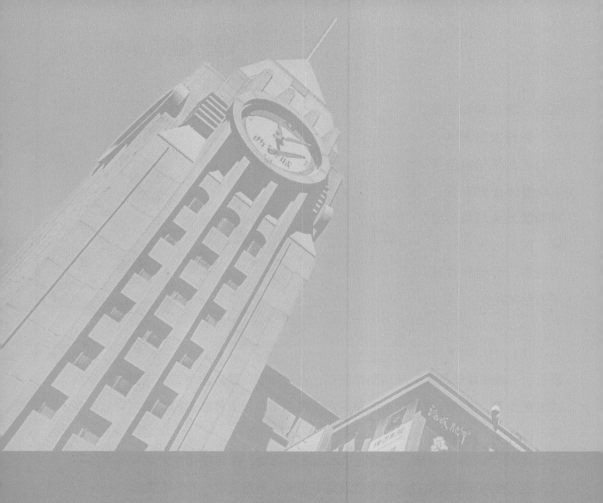

JIA DE JIBING

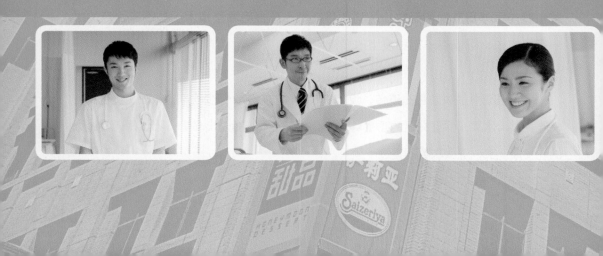

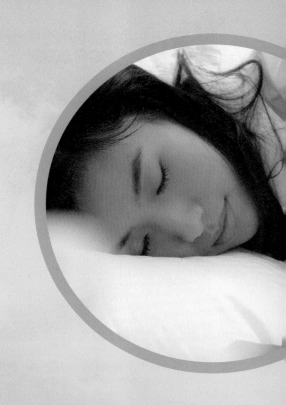

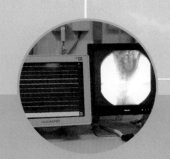

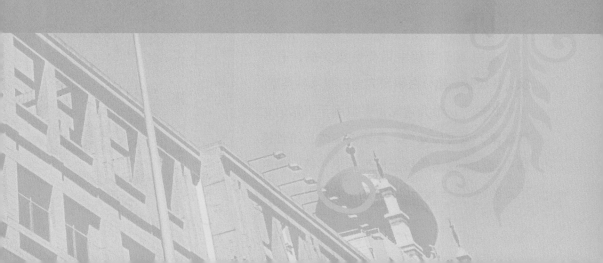

甲的疾病

甲沟炎

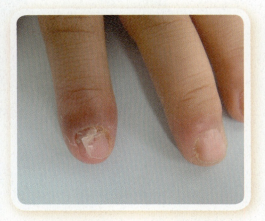

左手食指的甲沟炎，甲沟红肿痛，指甲的生长亦受到影响，导致残缺不全

甲沟炎是指（趾）甲两旁甲沟组织由各种因素导致细菌通过甲旁皮肤的微小破损侵袭至皮下并发生繁殖而引起的炎症，临床表现为患处红肿疼痛，因为炎症发生在甲的生长部位往往使相应指甲的生长受到影响。

甲沟炎的致病因素包括：①持续甲沟侧方受压，如穿鞋过紧等。②手足癣、甲癣等皮肤真菌感染。③过多使用指（趾）甲协助发力的运动，如跳跃、打篮球、跳芭蕾舞等。④足部卫生维护不良。⑤其他，如糖尿病，足部畸形、步态、姿势性异常疾病均可诱发甲沟炎。

治疗：因为感染的原因不同采取不同的抗生素控制感染，外用的莫匹罗星软膏、聚甲酚磺醛溶液等可以外用辅助消炎。反复不愈的重症的甲沟炎需要采取外科手术治疗。

白甲

白甲属于甲病中甲变色类疾病，有点状、条纹状、部分白甲和完全白甲4种类型。①点状白甲：最为常见，多数属于正常的生理现象，也可由外伤、真菌感染或系统性疾病引起。表现为甲板上出现大小不等、数目不定的白点，一般一个至数个，常见于5～12

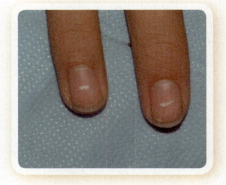

点状白甲，甲面可以见到不规则白斑

岁儿童，也见于成年人，可由于外伤、真菌感染、蛔虫症、梅毒和全身性疾病引起，也可出现于健康人。②线状白甲：甲板上出现横行白线或纵行白线，一条或数条，宽窄不定，多因遗传因素、砷中毒、外伤或低白蛋白血症引起。③部分白甲：甲板部分变白，多由结核病、肝病、肾炎、冻疮、外伤、何杰金氏病、转移瘤、麻风病引起，但也见于正常人。④全白甲：多为遗传引起，也可并发于肝硬化、麻风、伤寒、溃疡性结肠炎、毛线虫等疾病。

　　白甲没有特效的治疗手段，主要针对原发病的治疗，无诱因的白甲有人会自行缓解，有人会持续终生。

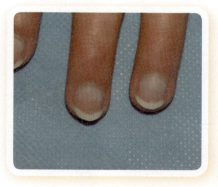

部分白甲，甲根和甲边缘均呈现出不自然的发白现象

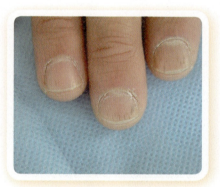

甲纵线，甲板可以见到断续的黑色线条，原因不明

甲的疾病

甲下裂片形出血

　　甲下裂片形出血是一种较具特征性的甲病，表现为甲下数条红色或红褐色出血带。本病病因较多，可以源于服用四环素、更昔洛韦等药物，甲外伤，甲下黑子，甲下的交界痣或者不明原因发生。

甲下瘀血

　　穿夹脚的鞋走长路、手指挤压伤、砸伤等，造成手足的甲下瘀血十分常见，甲下瘀血初期为鲜红色，24小时后成为陈旧性瘀血，呈暗红色，轻者可以自行缓慢吸收，重者需要外科手术处理。

甲营养不良

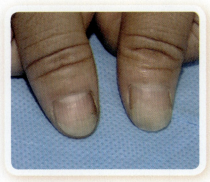

拇指甲板分离约指甲的1/3，该患者从事清洗工作

（1）**甲分离**：甲板自游离缘开始与甲床分离，一般不超过甲板的前半段。可以因为外周血循环不良、甲亢、银屑病等原因导致，长期从事清洗工作接触洗衣粉、洗涤剂的人也可以引起，有时某些健康人也可以出现，原因不明。

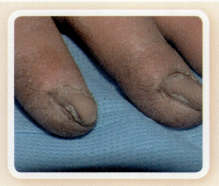

匙状甲，甲板两侧翘起呈现匙状改变，此患者伴有手指的慢性湿疹

（2）**匙状甲**：匙状甲又称为反甲，甲板变薄，周边翘起中央下陷呈现匙状。缺铁性贫血、甲状腺功能异常、雷诺氏病、慢性手指湿疹时可以出现此种改变，偶尔健康人也可以出现，原因不明。

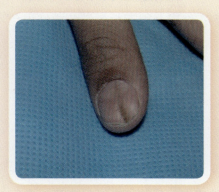

发生在拇指的甲纵沟，原因系甲根处的黏液样囊肿压迫所致

（3）**甲纵沟**：顺着甲的生长方向的纵向条纹，一般呈现凹陷外观，严重时发展成裂隙，发生在指端的线状苔藓、严重的雷诺氏病、甲周的黏液样囊肿都可以导致甲纵沟的形成。

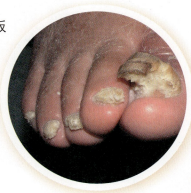

（4）厚甲：厚甲也称作甲肥大，表现为甲板过度肥厚。肥厚的原因很多，其他的皮肤病如甲癣、银屑病、慢性湿疹、甲外伤等都可以出现厚甲的改变；先天性厚甲症患者可以出现先天性的厚甲。此外老年人可以出现生理性的厚甲改变。

发生在老年人的厚甲，拇趾甲厚度超过 1 厘米

甲的疾病

（5）20 甲营养不良：本病由 Hazelrigg 于 1977 年首先描述，当时命名为儿童 20 甲营养不良。随后发现本病也可见于青年和成人，故改称为 20 甲营养不良。本病多见于 1~20 岁的儿童和青年，但成年后发病的亦有报道。双手、双足 20 个指、趾甲甲板均变薄、混浊无光泽，表面粗糙，高低不平，甲质发脆易断、易碎，可见纵嵴，游离缘有甲分离，甲下及甲周未见病变（见图）刮取 20 个病甲碎屑分别作

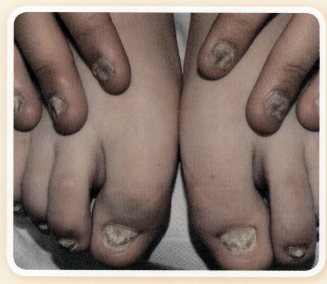

20 甲营养不良，手足 20 个指甲浑浊、粉末样改变，部分甲有残缺

真菌直接镜检及真菌培养，均未发现真菌及真菌生长；未发现其他能导致甲损害的皮肤病时可以诊断本病。本病病因不明，推测可能是一种多因素的甲病。有学者认为本病可以是斑秃、银屑病、扁平苔藓、特应性皮炎、鱼鳞病的症状之一，

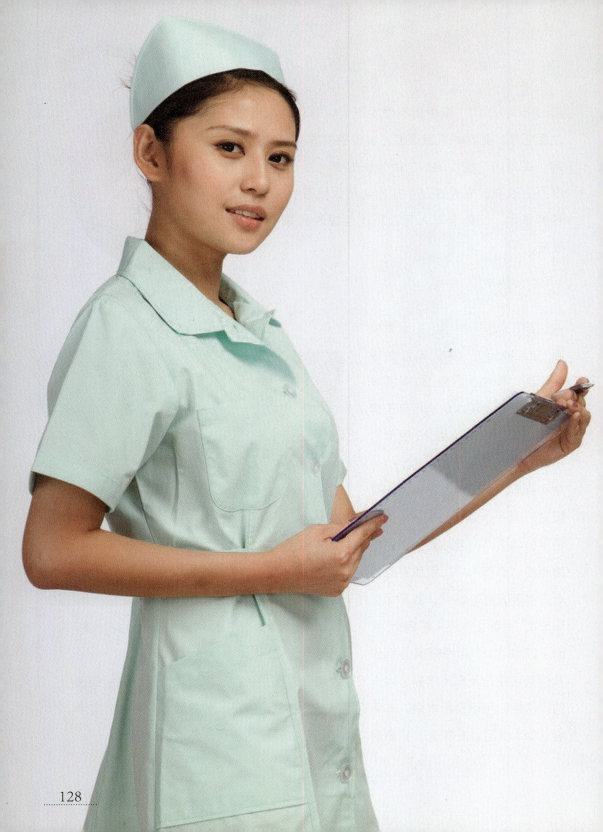

故推测可能与免疫反应或遗传因素有关，但大部分病例无明显病因可寻。本病目前尚无特效的治疗办法，有部分病例补充钙锌和 β 胡萝卜素制剂可以获得缓解，部分儿童病例可随年龄增长而自行好转，亦有部分患者的甲损害会持续终生。

甲母痣

　　甲母痣是发生在甲根部位的色素痣，可以先天发生也可以后天出现，此痣表现为甲板下面一褐色纵行条带，边界规则，清楚，颜色均一。国外学者主张对甲母痣应该警惕其恶变可能，临床上如出现下列情况：原有的色素痣短时间扩大、颜色加深，或出现斑块、结节、溃疡和出血，皮损周围出现不规则色素晕及色素脱失晕，或有卫星状损害，应警惕恶变，怀疑恶变时应做扩大切除和病理检查。除非有恶变的倾向甲母痣不需要治疗。

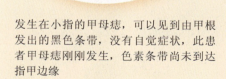

发生在小指的甲母痣，可以见到由甲根发出的黑色条带，没有自觉症状，此患者甲母痣刚刚发生，色素条带尚未到达指甲边缘

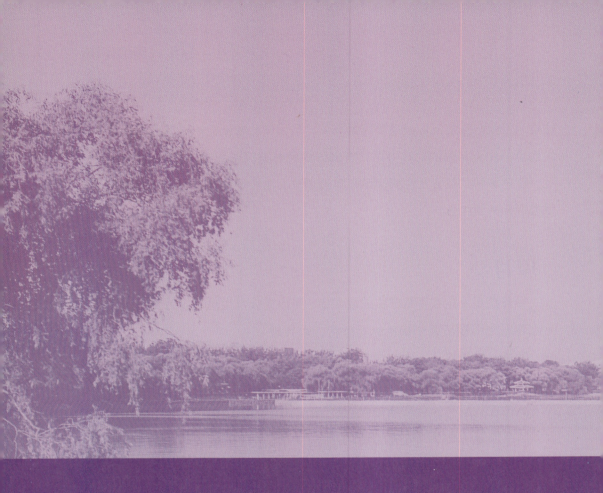

FUSE GAIBIAN
DE PIFUBING

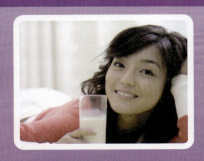
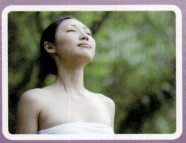
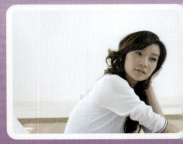

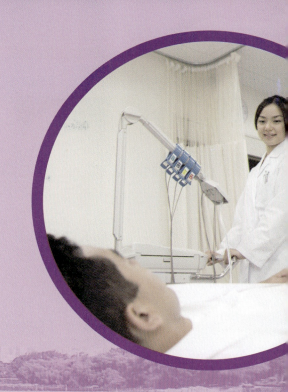

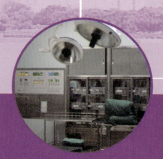

肤色
改变的皮肤病

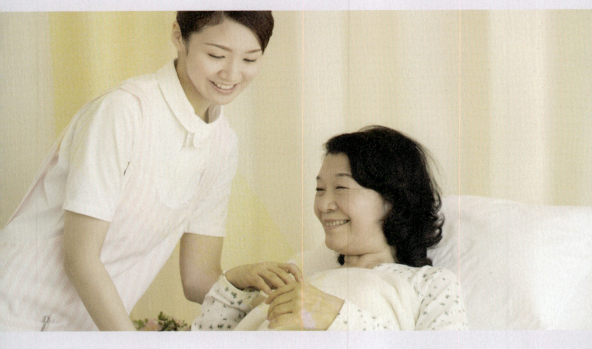

白癜风

　　白癜风为皮肤科常见疾病，在我国人群中的发病率为 0.09% ～ 0.5%，表现为皮肤的白斑或同时伴有毛发的变白。白癜风不影响患者的基本身体健康，但发生在暴露部位的白癜风直接影响到患者的容貌，对患者的生活、学习、工作、交际等方面带来许多负面影响，从而影响其生活质量并造成严重的心理障碍。

健康的皮肤是如何维持正常肤色的

　　要理解白癜风的成因首先要明白人类皮肤的色素形成原理。肤色是包括人类在内的动物进化来防护紫外线的产物，健康人皮肤有一套以黑素细胞为中性的色素合成系统，依靠这一系统的正常运作人类才能维持正常的肤色。黑素细胞位于表皮的基底层，它利用其所含的酪氨酸酶将酪氨酸转化为黑色素，并通过其表面树枝状的突起将黑色素传输到周围的角质形成细胞中，黑素颗粒聚集在角质形成细胞核上方形成伞样结构，该结构可以吸收阳光中的紫外线，将之转化为热能，以避免角质形成细胞核中的 DNA 被紫外线破坏；与此同时角质形成细胞吸收的黑色素形成了人类皮肤的色素。角质形成细胞由表皮基底层细胞分裂而成，逐渐向表皮移行，经过棘层、颗粒层角化层最终随着皮屑脱落，这一过程持续不断，角质形成细胞从基底层开始到变为

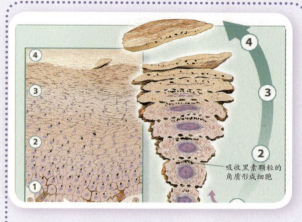

①基底层，②棘层，③颗粒层，④角质层，位于 1 的基地细胞不断分裂，形成新的角质形成细胞，向上移行形成棘层、颗粒层最终角化成皮屑脱落，完成这一更替过程约需要 40 天左右，在 1 和 2 阶段角质形成细胞不停地接受来自黑素细胞合成的黑素颗粒，形成紫外线防护屏障和肤色

皮屑脱落需要 40 天左右，在下面表皮模式图的①、②阶段会接受来自黑素细胞的黑素颗粒，所以皮肤的色素处在不停地合成、转移和脱落过程中，其过程有些类似于草坪中的草。

皮肤的黑素单位

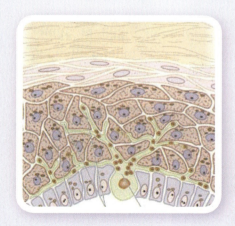

黑素单位：黑素细胞有树枝样突起，和大约 30 个角质形成细胞建立连接，通过突起将合成的黑素颗粒传递到角质形成细胞，作为紫外线防护伞，一个黑素细胞为其周围约 30 个角质形成细胞提供黑素颗粒，称为"黑素单位"

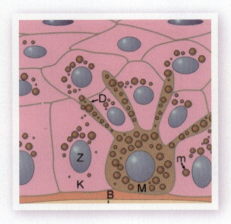

黑素颗粒的转移：黑素细胞含有大量黑素小体，黑素小体内含有酪氨酸酶，能将酪氨酸转化为黑素。黑素小体充满黑素后成为黑素颗粒，进入黑素细胞树枝状突起中，移行到末端后释放。临近的角质形成细胞以吞噬的方式将黑素颗粒吞入细胞内，聚集在其细胞核上方，形成草帽样结构吸收紫外线，保护细胞核和深部组织免受辐射损伤

人类皮肤中的黑素细胞每平方毫米密度大体恒定，但其合成的黑素颗粒在人种之间有较大差异，白种人合成的黑素颗粒细小、数量少，因此肤色白皙，黑人的黑素颗粒粗大且量多，因此呈现深肤色，黄种人介于二者之间。

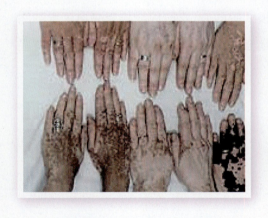

白癜风影响所有的人类种族，一般白种人发病率较低，黄色人种次之，黑人发病率相对较高。我国各地的发病率为 0.09%～0.5%

白癜风患者肤色消失的原因

白癜风的直接原因是皮肤和毛囊内合成黑色素的黑素细胞死亡和缺失所致，黑素细胞死亡后角质形成细胞便失去黑素颗粒来源，肤色也随之脱色到无色的状态（变白），就如同草坪上的草死亡后草地恢复到土的颜色一样。黑素细胞死亡和缺失的原因尚不能完全阐明，但已有的研究表明自身免疫损伤是导致白癜风的

主要原因：①在白癜风患者血液中能检测到抗黑素细胞抗体，该抗体在体外实验中配合补体能杀死黑素细胞，且抗体的量和白癜风的病情相关；②进展期白癜风皮肤边缘可以检测到针对黑素细胞的杀伤性T淋巴细胞；③使用激素和其他免疫调节剂可以控制白癜风的病情。这些研究表明自身免疫是导致黑素细胞破坏缺失的主要原因，此外氧自由基损伤、黑素细胞自身缺陷、神经生化等因素也可能参与了白癜风的发病。

抗体杀伤证据：白癜风患者血清中含有黑素细胞抗体，该抗体可以配合补体杀死体外培养的黑素细胞，抗体的滴度和白癜风的病情发展呈正比。右图为体外培养的正常人黑素细胞实验结果，来自患者的血清可以杀死体外培养的黑素细胞：

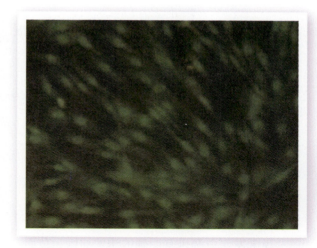

正常实验室培养的黑素细胞，丫啶橙染色后呈现绿色

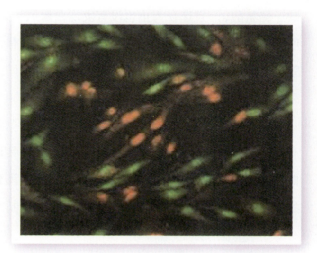

进展期白癜风患者血清处理后培养的黑素细胞加入补体，因为血清中含有抗黑素细胞抗体，部分黑素细胞被破坏而呈现橘红色

肤色改变的皮肤病

135

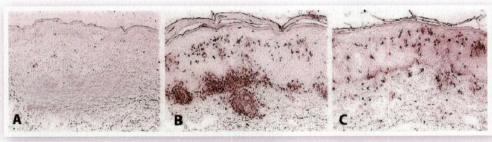

A. 正常皮肤（没有 T 细胞侵润）　　B. 白癜风皮肤侵入的 CD3 型 T 淋巴细胞　　C. 白癜风皮肤侵入的 CD8 型 T 淋巴细胞

白癜风的诱因

尚未发现白癜风有明确的诱发原因，负面的心理和精神因素如紧张、焦虑、压力等可能会加重和诱使病情复发。

白癜风和饮食、微量元素的关系：人类皮肤色素是由黑素细胞中的酪氨酸酶以酪氨酸为原料合成，酪氨酸广泛存在于动植物食品中，正常饮食时人类不会缺乏酪氨酸，而且迄今为止也没有发现白癜风和某种食物或饮食习惯有任何关系。所谓的多吃黑色食物有助于白癜风的康复也没有任何道理，因为食物中的色素(黑豆、黑芝麻等)其构成成分和人类黑素完全不同，彼此之间不能互相转化，因此采用黑色食物治疗白癜风是无效的。

以往曾流行使用铜制剂来辅助治疗白癜风，黑素细胞的酪氨酸酶结构中含有的铜原子，在早期对白癜风认识不足时曾朴素地认为补充铜可能有助于白癜风康复，以后的研究明确白癜风的主要原因在于黑素细胞的缺失和死亡，和其所含的酪氨酸酶无关，在临床实践中给患者补充铜制剂并不能有助于白癜风的康复。

白癜风的临床表现

白癜风可发生于任何年龄，但约50%的患者在 20 岁**前发病**，表现为边界不清楚的皮肤色素减退斑，逐渐扩大为边界清楚的色素脱失斑，皮损边缘及附近的

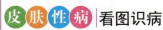

皮肤颜色正常或色素加深，白斑形态不一、大小不等，近似于圆形、椭圆形或不规则形，数目不定，可为单发皮损，但更多见的是多发性皮损。患处毛发可以正常或因失去色素而变白。白斑处一般没有鳞屑、皮肤萎缩或其他皮损改变。一般无自觉症状，极少数患者开始时伴有瘙痒。病情在进展和稳定间反复交替，偶有自行好转甚至自愈者，部分患者有在春夏发展和加重的现象。本病不影响健康但造成的外观损害会给患者带来巨大的痛苦。

白癜风的分型和分期

白癜风有多种分型方式，最简洁的可以分为两型：寻常型和节段型。寻常型的皮损对称，可以局限于身体一处或散发或泛发全身。节段型的皮损位于身体的单侧，不超过身体的正中线，沿某一皮神经的分布区域发生。

白癜风的分期：白癜风可以根据病情是否活动分为进展期和稳定期。进展期皮损扩大或在其他部位有新皮损出现，进展期皮肤受外伤、晒伤或者使用刺激性药物可以导致损伤部位皮肤发生白癜风，这种现象称为"同形反应"。稳定期：皮损不再扩大，也没有新皮损出现的状态持续6月以上可以视为稳定期。

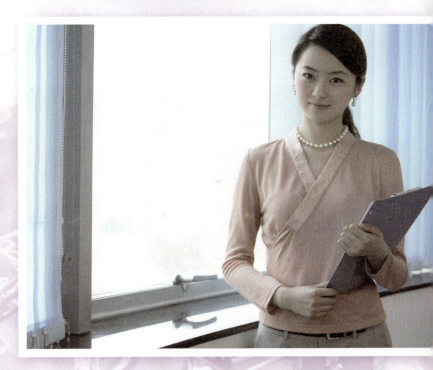

肤色改变的皮肤病

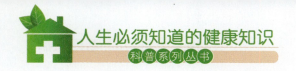
白癜风的诊断和鉴别诊断

大多数的白癜风表现为明显的皮肤白斑诊断不难，有时需要和其他色素减退皮肤病鉴别（参考本节后的延伸阅读）。

贫血痣：局限型色素减退斑，单侧分布，出生不久即被父母注意到，随身体等比例长大，但外观形态不变，用力摩擦白斑和其周围正常皮肤，白斑处皮肤不能擦红。

无色素痣：外观如同贫血痣，用力摩擦皮肤会发红。

特发性点滴状色素减退：也称为老年性白斑，见于老年人的四肢，米粒至黄豆大小，左右对称，随年龄缓慢增多。

滤过紫外线灯（伍德灯）在白癜风诊断中的作用：滤过紫外线灯也称为伍德灯，属于长波紫外线灯，在灯下，白癜风部位皮肤表现为瓷白色荧光，有助于确定边界不清楚的白癜风皮损，上述非白癜风的色素减退性皮肤病在伍德灯下和白癜风有一定差异，有助于白癜风的鉴别诊断。

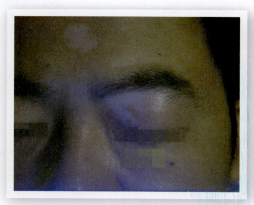

同一患者在伍德灯下，白癜风皮损清晰可辨

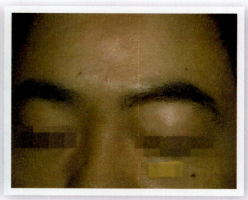

面部白癜风在自然光下，左侧上眼睑和额部白斑隐约可见

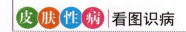

白癜风的治疗

白癜风治疗不易，近年来随着科学技术的发展，治疗手段逐渐增多，特别是308准分子激光的出现为白癜风的治疗带来了曙光。

药物治疗

（1）皮质类固醇激素：如前所述，黑素细胞的缺失和机体免疫系统对黑素细胞的破坏有关，系统或局部使用皮质类固醇激素可以抑制免疫系统对黑素细胞的免疫损伤，从而控制白癜风的发展，此外激素对黑素细胞有促增值和促黑素合成作用。一般使用中小剂量激素：口服泼尼松（强的松）10～20毫克，每日1次，早餐后顿服，见效后每月递减5毫克，至5毫克/天时，维持3～6个月。一般1个月内见效，如服药4周无效则停止治疗。为减轻激素长期使用所致的不良反应，亦可采用冲击疗法治疗，即每周地塞米松10毫克，早餐后口服，连续2天，停5天，连续6个月，可在维持疗效的同时减轻激素对HPA轴的抑制作用。系统使用皮质类固醇激素对白癜风的控制和治疗效果较好，但因为其不可避免的不良反应，在临床实践中除了大面积迅速进展的白癜风或是采用其他免疫调节手段不能控制病情发展时才会采用，不作为常规首选治疗方法。

除了系统使用激素外，外用皮质类固醇激素是常规的治疗手段，主要适用于小的局限型皮损和儿童白癜风，卤米松软膏、氟米松软膏等可以用于除面部和生殖器部位以外的皮损，2次/天。面颈部和儿童白癜风，可选用较安全的软性激素如糠酸莫米松或丁酸氢化可的松。长期外用皮质激素制剂容易引起皮肤毛囊炎、毛细血管扩张、皮肤萎缩等不良反应，需要引起注意，另外还存在停药后易复发的现象。皮质类固醇激素皮损内局部注射因易导致局部萎缩，现已很少使用。

（2）免疫调节剂：白癜风是自身免疫病，除激素外内服和注射其他的免疫

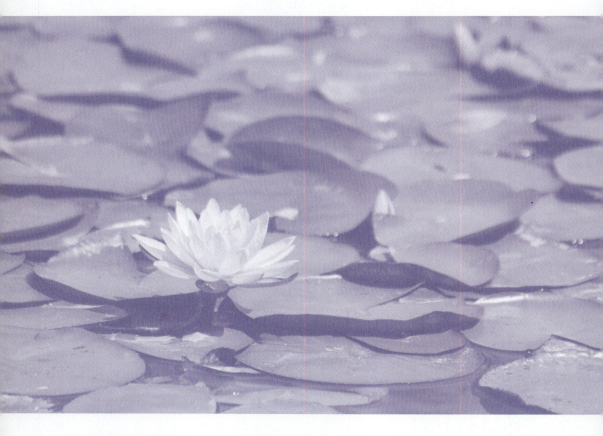

调节剂如他克莫司、匹多莫德、胸腺肽、转移因子、左旋咪唑等亦可用于控制白癜风的发展，有较好效果且没有激素的不良反应。其中，外用的他克莫司软膏常和激素软膏联合用于白癜风的治疗，他克莫司是从链霉菌属中分离出的发酵产物，是一种强力的新型免疫抑制剂。他克莫司进入细胞后与受体蛋白结合，复合物再与钙调磷酸酶紧密结合并抑制其活性，降低 IL-2 基因转录，从而抑制 T 细胞的增殖活化。另外，他可莫司抑制肥大细胞和嗜碱粒细胞炎症介质释放、抑制朗格汉斯细胞功能、下调高亲和力 IgE 受体表达。他克莫司可以直接作用于表皮角质形成细胞，调节 TNF-α、MMP-9 的表达和分泌，进而改变表皮微环境来影响黑素细胞的增殖和功能以治疗白癜风。该

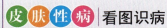

药安全性好，是儿童白癜风和一些敏感部位如眼睑等用药的较佳选择。单独使用复色效果较差，一般联合皮质类固醇激素外用或窄波 UVB 与 308 准分子激光联合使用效果较好。

（3）中医中药：中药治疗白癜风历史悠久，并有一定的治疗效果，可以作为辅助的治疗手段。中医认为白癜风的发病是七情内伤，气血失和，肝肾阴虚，气滞血瘀，气血不和所致，对应的治疗原则仍以调和气血，疏肝理气，补益肝肾，活血化瘀等为主。近年来采用现代医学手段逐步揭示了一些常用中药的治疗作用机理，如鸡血藤、夏枯草、女贞子、薄荷、蒺藜、旱莲草、黄芩、泽兰等，对酪氨酸酶有激活作用，补骨脂、白芷均可通过增加黑素细胞粘附和迁移作用对白癜风产生治疗作用。外用中药一般是以补骨脂为主的酒精浸出液，有时添加乌梅、旱莲草等，其有效成分复杂，使用的效果类似于西药的甲氧沙林溶液，但更为经济。总体来说中药廉价、易得，但控制和复色效果不如西药和光疗，可以作为西医治疗的辅助手段。

光疗

（1）308 准分子激光：308 纳米波长的氯化氙准分子激光是现有白癜风治疗手段里见效最快、治疗有效率最高的方法。308 纳米激光属于中波紫外线范畴，该波段的紫外线激光除了能刺激黑素细胞增生、促进黑素合成外，有研究表明对于银屑病、白癜风等和 T 淋巴细胞浸溶有关的皮肤病有治疗效果，原

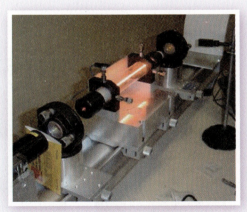

308 准分子激光器

因在于 308 纳米准分子激光可以诱导皮损中病理性 T 淋巴细胞凋亡，有效地清除导致黑素细胞破坏的 T 淋巴细胞，因此亦有助于控制照射部位白癜风的发展。

308 纳米准分子激光单独和联合其他治疗手段对白癜风有很好的治疗效果，详见308 激光治疗病例。对于顽固的白癜风可以在自体表皮移植后联合 308 纳米准分子激光治疗，自体表皮移植是传统的白癜风治疗方法，但移植表皮往往做不到完全覆盖患处皮肤，准分子激光可以刺激移植表皮黑素细胞的增生、迁移到周边皮肤从而提高治疗效果。

308 激光治疗病例 1

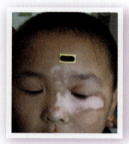 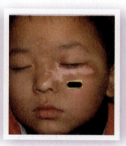 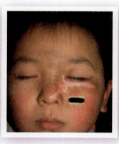 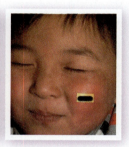

儿童面部白癜风治疗前　　308 准分子激光治疗6 次后，白斑缩小　　308 准分子激光治疗 15 次后　　308 准分子激光治疗 26 次后痊愈

308 激光治疗病例 2

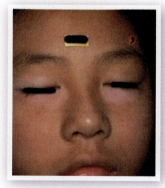 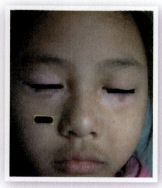 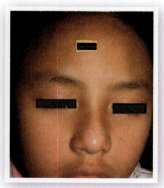

眼周寻常型白癜风治疗前　　308 准分子激光治疗 5 次后，出现色素岛　　治疗 21 次后痊愈

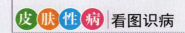

除 308 激光外，传统的光疗窄谱中波紫外线（NB-UVB）和补骨脂素长波紫外线疗法（PUVA）亦有一定效果，但治愈率和恢复速度不如 308 准分子激光。

手术疗法

手术疗法主要包括自体表皮移植和细胞移植，适用于常规药物和光疗无效的稳定期患者。

（1）自体表皮移植：此方法最早开始于 20 世纪 70 年代，其中负压起疱自体表皮移植治疗白癜风的方法简单、疗效肯定，故应用最普遍。表皮移植一般用于稳定期的顽固性白癜风。进展期白癜风和瘢痕体质是该疗法的禁忌证。综合国内文献报道，该疗法的总有效率在 80% 左右，较之其他方法有见效快、疗程短、有效率高等特点。然而，自体表皮移植仍属治标不治本的方法，某些部位如口周、眼睑、耳廓不易实施，且移植后存在形成鹅卵石样外观，色素生长缓慢，部分色素可以消失等问题，故需与非手术治疗相结合。

（2）自体黑素细胞培养移植：分离正常皮肤的黑素细胞在体外扩增，然后移植到患者白斑区的治疗方法。一般采用含佛波酯(TPA)、异丁基甲基黄嘌呤(IBMX)、霍乱毒素 (CT) 与 5% 胎牛血清 (FCS) 的黑素细胞选择性培养液分离和培养黑素细胞。这种培养方法在随后相当长的一段时间内，为许多学者延用。由于分离黑素细胞的基因素、培养黑素细胞的 TPA、CT 和 FCS 均存在不安全因素，目前学者致力于研究如何运用不添加 TPA 和 (或) 血清的培养基培养黑素细胞，且能获得移植所需的足够多的黑素细胞，更适合于临床应用。此方法比传统表皮移植效果好，用少量供皮区可以治疗大面积皮损，解决了表皮移植有鹅卵石样表现等问题，很有前景，但自体培养的黑素细胞移植花费大、技术要求高，不易在临床广泛使用。

白癜风的常规治疗手段，如药物与光疗的有效的基础在于白斑处皮肤有残存的黑素细胞。病程迁延日久后白斑内残存黑素细胞减少乃至完全消失后，常规治疗手段皆会无效，只能采取表皮移植等手术疗法，因此早发现、早治疗、正规治疗非常关键。随着医学科学的不断发展，治疗仪器的不断更新，人们认识的不断深入，为白癜风的治疗提供了更为广阔的思路，日后将会有更多、更好的治疗方法。

肤色改变的皮肤病

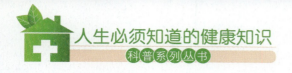

延伸阅读

白癜风和其他使皮肤变白疾病的鉴别

能够使皮肤变白的疾病并不多，因此在大多数情况下，白癜风是一种很好诊断的皮肤病，通过医生的肉眼观察、结合病史情况就可以确诊，但看似简单的事物都有其复杂性，有时会出现诊断疑惑、困难甚至难以确诊的情况。为此，回顾以往收集的一些临床材料，就白癜风的诊断和其他能使皮肤变白的疾病之间的鉴别做简略的说明。

白癜风的辅助诊断工具伍德灯

如前面介绍过的，伍德灯属于长波紫外线灯，是传统的皮肤科辅助诊断白癜风、皮肤癣菌的工具。在伍德灯下，白癜风皮损呈现亮白色或者偏蓝色的荧光，有助于观察到初发的不明显的白癜风和确定白癜风的范围。白癜风皮损在伍德灯下变得明显的原因和一种称作氧化蝶呤的物质在白癜风皮损处堆积有关，氧化蝶呤的异常堆积本身说明白癜风存在局部的过氧化物清除障碍。堆积的氧化蝶呤的物质在伍德灯的长波紫外线下呈现特殊的荧光。但不是所有的白癜风都能在伍德灯下呈现显著的荧光，或强或弱，个体间有差异。

伍德灯使用示例：刚刚发生的白癜风在肉眼下不明显，但在伍德灯检查下会变得明显，显示亮白色荧光，有助于诊断和判断白斑的范围。

腹部的白癜风病例

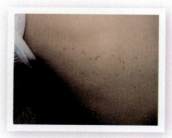
右侧腹部在肉眼观察下，仅见到右下方小片白斑（黑色线条是为方便光疗定位手工画的标记）

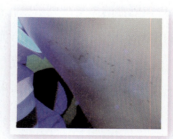
同一患者在伍德灯下的外观，可以见到黑色虚线内显现出的白斑，这是初发的白癜风特有的表现

面部的节段型白癜风病例

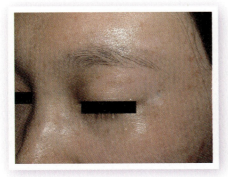

面部节段型白癜风在肉眼观察下大体能看出，但边界、范围不是很清晰

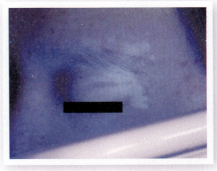

在伍德灯下，白斑的病变范围清晰可辨

其他使皮肤变白的皮肤病与白癜风的鉴别

（1）白色糠疹

1）好发于肤色较深的具有过敏素质的儿童，无性别差异，多在夏季日光增强时加重或变得明显，秋冬季自然减轻或变得不明显。

2）好发于面、颈部；表现为色素减退性斑块、圆形或不规则形，边界不太清楚，有时白斑表面可以见到细小的脱屑。

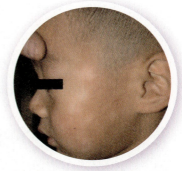

发生在儿童面部的白色糠疹，淡白色斑片，边界不清楚，已经持续2年，夏季明显，冬季减轻

3）多数无自觉症状，少数有轻度瘙痒。

4）本病病因不清楚，以往曾认为白色糠疹可能和肠道寄生虫有关现，目前倾向于认为是特应性皮炎（异位性湿疹）的炎症导致黑素细胞不能有效向角质形成细胞传递黑素颗粒所致。

5）白斑可以反复发作、持续数月、数年，但最终会自行消退。

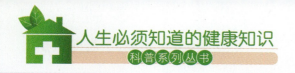
面部的白色糠疹病例

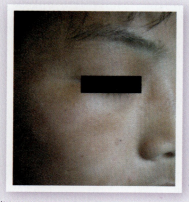

发生在青少
年面部的白
色糠疹

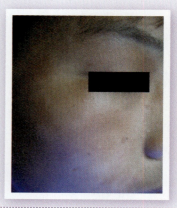

白色糠疹白
斑在伍德灯
下无明显荧
光，亦不会
变得比自然
光下显著

（2）无色素痣

1）出生时即有或者生后不久即发现。一般单侧分布或者按某一神经节段走向分布，持续终生。

2）淡白色白斑，依据患者的肤色外观深浅不一，摩擦白斑皮肤，白斑和周围一样会充血、发红，借此可以和贫血痣相区别。

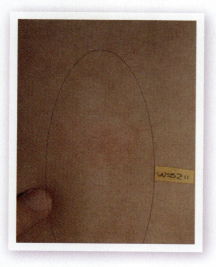

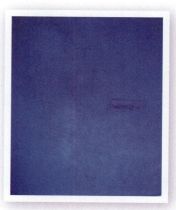

无色素痣在
伍德灯下的
外观，白斑
在伍德灯下
不明显，无
荧光

发生在后背的无色素痣，呈现不规则的条索样淡白斑，注意摩擦后白斑内部和周围正常皮肤一样可以发红，借此可以和贫血痣相区别

3）伍德灯下无荧光或者弱荧光。

4）微观结构表现为表皮的黑素细胞数目正常或减少，酪氨酸酶活性下降。

5）此病和伊藤色素减少症可能是同一种病，大面积时一般诊断为伊藤色素减少症。其归属和命名尚有争议。其发病可能和体细胞嵌合有关。

（3）贫血痣

1）表皮黑素细胞正常，属于局部皮肤血管的先天性功能异常，不能正常扩张、充血。

2）出生或者儿童期发生，持续终生。

3）躯干部多见。

4）摩擦白斑和其周围皮肤，白斑本身不发红，周围正常皮肤发红，使白斑更趋明显，可以和无色素痣区别。

5）伍德灯下无荧光。

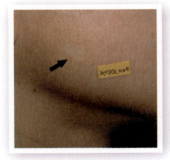 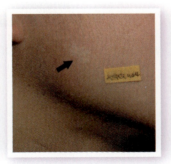 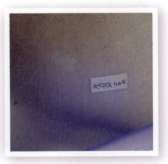

发生在面颊部位的贫血痣，在自然状态下呈现隐约可见的淡白色斑	用手指摩擦贫血痣后，注意白斑周围皮肤发红，但白斑不发红，因而显得更加明显，是贫血痣的特点	贫血痣在伍德灯下的表现

（4）斑驳病

1）斑驳病是少见的先天性常染色体显性遗传疾病，原因是染色体 4q11 ～ 4q12 上的 kit 基因突变，导致黑素细胞发育异常所致。

2）出生时即有的片状的永久性色素减退斑，可以伴有毛发变白，白斑中央可以有色素岛样残余正常皮肤。

3）典型部位在额部，倒三角形或者菱形白斑，往往伴有白色额发，也可出现在胸腹和上肢部位，单侧居多，不对称。

4）有时可以伴有聋哑、兔唇等先天畸形。

5）对所有的常规白癜风治疗手段抵抗，只能表皮移植治疗。

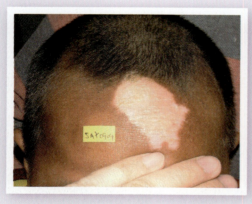
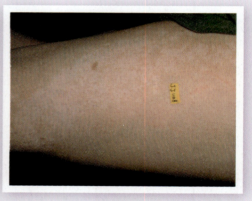

斑驳病发生在额部的菱形白斑，自幼年即有 ｜ 发生在下肢的斑驳病，白斑中有散在正常色素岛存在，如斑驳的树影

（5）特发性点状色素减少症

1）中老年后出现。

2）圆形或者不规则的、边界清楚的白斑，直径 2~8 毫米，多发，一般以四肢居多，白斑之间不会互相融合，逐年缓慢增多。

3）原因不明，一般认为是黑素细胞生理性衰老、死亡所致。

4）本病的命名和分类尚存在争议，国外专业教材 Bologia 的皮肤病学，Mckee 的皮肤病理学中仅有特发性点状色素减少症，我国的教材中尚有老年性白斑、对称性进行性白斑的分类，但从临床外观特点看，这 3 种疾病大致可以归属同一种病，在本书将其归为老年性白斑一类。

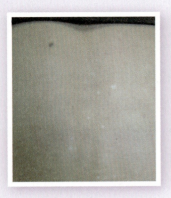

老年男性背部的米粒到黄豆大小的散在白斑，逐年缓慢地增多，白斑最大一般不超过蚕豆大小

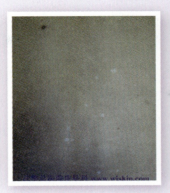

老年性白斑病例在伍德灯下的外观

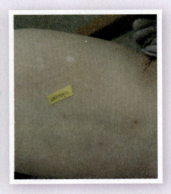

特发性点状色素减少症（此病例系30余岁年轻人，其父亲有老年性白斑）

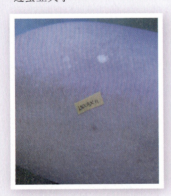

特发性点状色素减少症（伍德灯下）

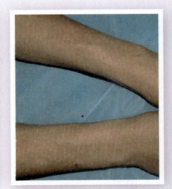

发生在上臂的对称性进行性白斑，与老年性白斑不同，此类白斑相对集中分布，并在较短的时间内集中出现

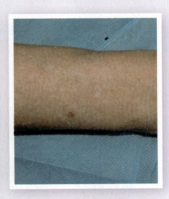

对称性进行性白斑近观

（6）贝尔贫血痣

贝尔贫血痣也称为 Marshall-White 综合征，是手掌和足背皮肤因血管充血功能异常而导致的白斑，和真正的贫血无关。多见于有神经质或者敏感性格的中年男性。诊断要点：手背，手掌及足背出现淡白斑，直径2～4毫米、当上肢下垂一段时间后，手背、前臂淡白色斑疹更明显；上举上肢后白斑很快变得不明显或者消退。

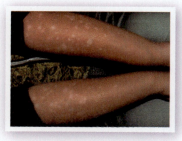

双上肢银屑病消退后留白癜风样色素减退斑

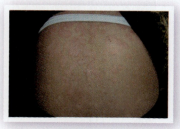

同一个患者，背部尚可以见到尚未消退的银屑病皮损，可以确诊是银屑病后色素减退

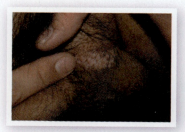

阴囊神经性皮炎后色素减退

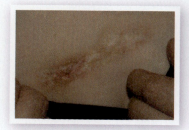

瘢痕疙瘩放射线治疗过度后皮肤萎缩伴色素减退

（7）炎症后色素减少症

　　皮肤炎症后色素减少症是很常见的皮肤病，许多的皮肤病如银屑病、特异性皮炎、神经性皮炎、脂溢性皮炎、硬化性苔藓、红斑狼疮、硬皮病、花斑癣等都可以导致皮肤色素减退或消失。有经验的皮肤科医生通过仔细询问病史和患者体检，可以容易地与白癜风加以区别。皮肤的色素合成、调控、转运是一个复杂的过程，皮肤炎症可以干扰黑素细胞的黑素合成、向角质形成细胞转运黑素小体，进而导致色素减退和消失，此类色素减退主要针对原发皮肤病治疗，皮肤病治愈后色素减退部分会自愈。

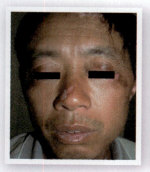

红斑狼疮也可以导致类似白癜风的色素减退或者脱失

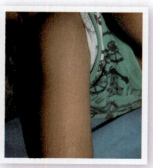

线状苔藓是儿童的常见病，消退后往往遗留条索状白色色素减退斑，孩子家长会提供详细的线状苔藓病史，因此容易和白癜风区别

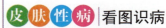

白癜风的确诊手段

以上所述大致包括了能使皮肤变白的临床皮肤疾病，综合白斑的发病规律、特点、临床特点，必要时配合伍德灯可以做出正确的诊断，偶尔使用上述综合分析仍不能确诊时可以考虑使用终极的白癜风诊断办法：皮肤病理 + 免疫组织化学染色。因为白癜风的最根本的原因是表皮黑素细胞的缺失导致，使用针对黑素细胞的特异性抗体可以侦测黑素细胞，借此可以直观地观察到皮肤黑素细胞的有无，进而作出明确诊断。

可疑白癜风病例1

自幼年即有的腰部皮肤白斑，随身体等比例长大至成年后外观形态大致无变化。在多家医院就诊，曾使用伍德灯、皮肤镜、皮肤CT等检查，诊断结果不一致：白癜风、无色素痣、贫血痣、炎症后色素减退斑等。虽然一直稳定无发展，但患者对自己的白斑越来越疑惑，非常想知道到底是不是白癜风，为此做皮肤病理检查，结果如下。

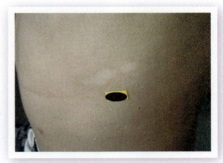

腰部皮肤白斑

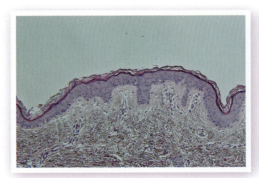

HE 染色（表皮、真皮外观形态大致正常，表皮未见到黑素颗粒痕迹，基底层亦未见到透明或者呈部分空泡状的黑素细胞）

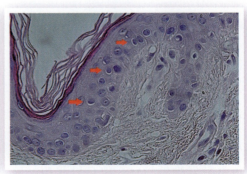

高倍镜下形态（红色箭头所指有空隙的细胞，应该是朗格汉斯细胞，黑素细胞外观和这个类似，但位置不对，应该在基底层）

151

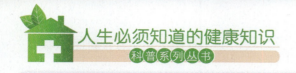

S100 单克隆抗体免疫组织化学染色

S100 蛋白是一种酸性蛋白，在表皮只有两种细胞表达 S100 蛋白，这两种细胞是朗格汉斯细胞和黑素细胞，也就是说使用 S100 单克隆抗体染色时只有朗格汉斯细胞和黑素细胞能着色，黑素细胞正常情况下存在于基底层，朗格汉斯细胞存在于表皮中部。这位患者的 S100 蛋白免疫组织化学染色检查可以在表皮中部见到棕色的表达 S100 的树枝样细胞，而基底层基本未见表达 S100 的细胞，提示显色的主要是朗格汉斯细胞（朗格汉斯细胞是一种抗原递呈细胞）。

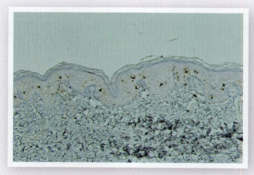

低倍镜下（蓝色是背景染色用来显示皮肤结构的，最上层可以见到染成棕色的细胞，是朗格汉斯细胞，若有黑素细胞也会染成相同的样子）

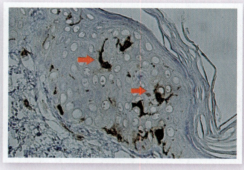

高倍镜下（红色箭头所指就是 S100 阳性的朗格汉斯细胞，注意主要位于中间，而不是基底层，所以不是黑素细胞）

Melan-A 单克隆抗体免疫组织化学染色

Melan-A 也称作 MART-1，这种抗原只表达在黑素细胞、痣细胞、黑素瘤细胞上，是侦测有无黑素细胞的最具特异性的抗体。染色结果为：整个表皮未见到染色阳性的黑素细胞。

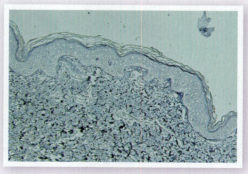

Melan-A 免疫组织化学染色（低倍镜，无阳性染色结果）

结合临床表现和上述病理和免疫组织化学染色检查结果，后天性白斑，白斑处黑素细胞完全丧失，可以确定该例患者是白癜风。

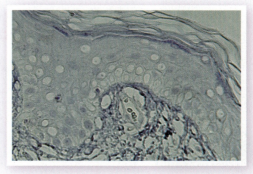

Melan-A 免疫组织化学染色（高倍镜，无阳性染色结果，说明皮肤黑素细胞完全丧失）

可疑白癜风病例 2

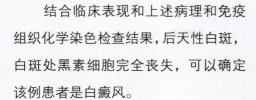

上图为患者自己拍摄的照片，发生在手部的两处白斑，外观疑是白癜风，但疑惑的是在相隔不到半月的时间内，白斑部分恢复，因为患者迫切想知道自己是否真的是白癜风，于是做相同的免疫组化检查。

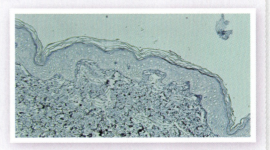

免疫组化结果，在一个高倍视野下，在基底层见到多个染成棕色的黑素细胞，说明白斑部位黑素细胞健在，可以排除白癜风，应该是某种炎症造成的色素减退

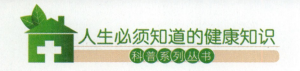
皮肤病理是皮肤科医生最重要的辅助检查手段，所以皮肤科专业内有这样的说法："一个好的皮肤科医生必定是一个好的皮肤病理医生。"许多的皮肤病需要皮肤病理检查的辅助才能确诊，只是由于白癜风的特殊表现，临床上较少用到而已，但在诊断确实有疑问时这是唯一可靠的辅助诊断手段。

延伸阅读

免疫组织化学染色原理：本质就是利用抗原抗体反应来检测某些特定的组织或者细胞成分，有些特殊的抗原（可以理解为某种蛋白质）只表达在某些特定的细胞上，比如我们上面提到的 Melan-A。这种蛋白只在黑素细胞上出现。我们使用能够识别这种抗原的抗体作用在皮肤的组织切片上，如果组织中有黑素细胞，那么黑素细胞就会带有 Melan-A 抗原，抗体就可以和这种抗原结合，通过后续的放大和显色手段，我们就可以将结合有 Melan-A 抗体的细胞显色（上面的免疫组化照片使用一种称为 DBA 的显色染料，若是阳性，细胞就会被染成棕色），能显色就是黑素细胞，其他的不带有这种标记性抗原的细胞则不能着色。

黄褐斑

临床表现

黄褐斑是多见于中青年女性面部的色素沉着性皮肤病，常在春夏季加重，秋冬季减轻。好对称发生于颜面颧部及颊部而呈蝴蝶形，亦可累及前额、鼻、口周。典型皮损为黄褐色或深褐色斑片，大小不一，边缘清楚，无自觉症状，病程不定，可持续数月或数年。

黄褐斑发病机理复杂，真正发病原因目前尚不十分清楚。可能与一些因素有关，如内分泌失调、妊娠、雌激素和孕激素水平、口服避孕药、子宫卵巢疾病、

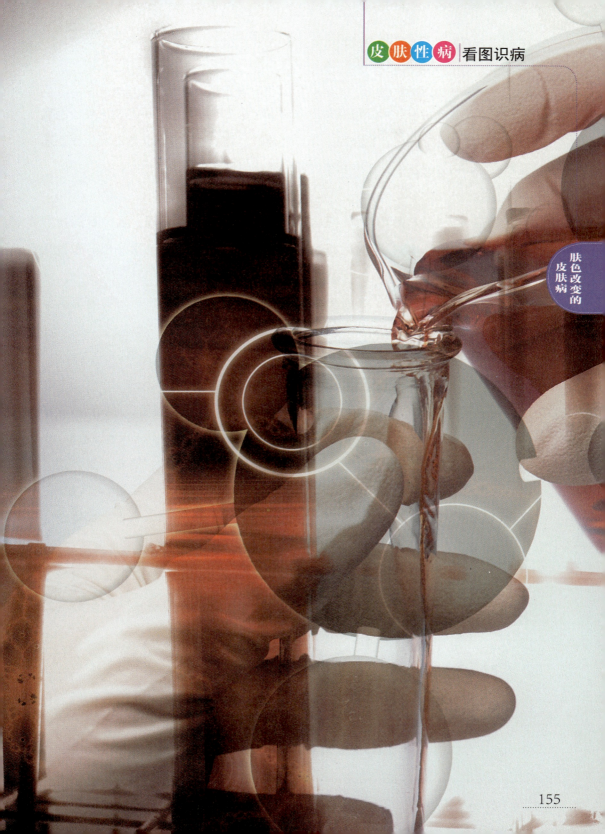

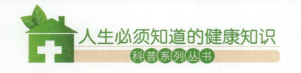
遗传因素、氧自由基、紫外线照射、血清铜含量及微量元素、甲乙型肝炎、胆囊炎、酪氨酸酶功能障碍、化妆品、光毒性药物、抗癫痫药及情绪波动等。在上述诸因素中，内分泌失调、遗传因素、紫外线照射是发病的主要原因。

治疗

目前仍无特效治疗药物，可根据不同病因给予分别处理。治疗目的是抑制黑色素的合成。包括全身治疗和局部治疗。局部治疗又包括外用药和激光治疗。

内服药物：维生素 C、茶多酚，静脉注射还原谷胱甘肽等有抑制黑色素合成作用。

外用药物：可以选用左旋维生素 C、氢醌软膏。

激光：1064 纳米激光对黄褐斑有一定效果。

中药治疗：中医认为黄褐斑的发生是由于肝郁、脾虚、肾亏、血瘀所致，中医大致将黄褐斑分为四型：①肝郁气滞型：治宜疏肝理气，方用加味逍遥散加减；

②脾虚湿盛型：治宜健脾利湿，行气化瘀，方用参苓白术散加减；

③肾阴亏虚型：治宜滋阴降火，化瘀祛斑，方用六味地黄汤加减；

④肾阳不足型：治宜温阳补肾，活血化瘀，方用右归丸加减。

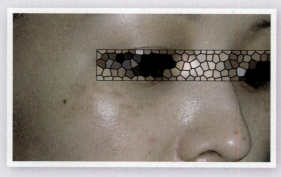

黄褐斑

黑变病

黑变病也称为瑞尔黑变病，是发生在以面部皮肤为主的色素沉着病。黑变病的病因不清，最早在 1917 年对本病有描述。黑变病发现于战争年代，故亦称"战时黑变病"。有人认为黑变病可能属于焦油黑变病，是一种光接触性皮炎。临床上有些患者长期接触煤焦油、石油及其分馏产品（汽油、柴油、机油）、橡胶制品、某些染料等可引起。其发病机制尚无定论，有人认为石油的分馏产物可引起变态反应，色素沉着可能与油脂中含有类似煤焦油中的光感物质有关。

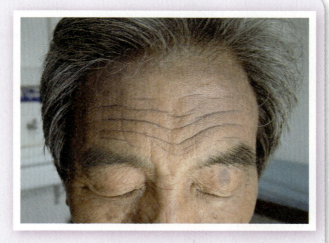

发生在老年男性面部的黑变病，额部皮肤弥漫性发黑，没有自觉症状

肤色改变的皮肤病

临床表现

黑变病皮损表现可分为三期。①红斑期：主要为前额、颊部、耳后、颈部出现红斑状充血，伴瘙痒。②色素沉着期：由青灰到暗褐色，有时见到表皮萎缩及毛细血管扩张。③皮肤异色症期：此期除弥漫性色素沉着外，亦可出现表皮萎缩及毛细血管扩张。偶尔可伴有头痛、食欲减退、消瘦、乏力等。

诊断和治疗

临床主要根据皮损特征、好发部位及组织病理学确诊。本病无特效的治疗手段，尽可能远离石油作业环境。其他治疗手段和黄褐斑类似。

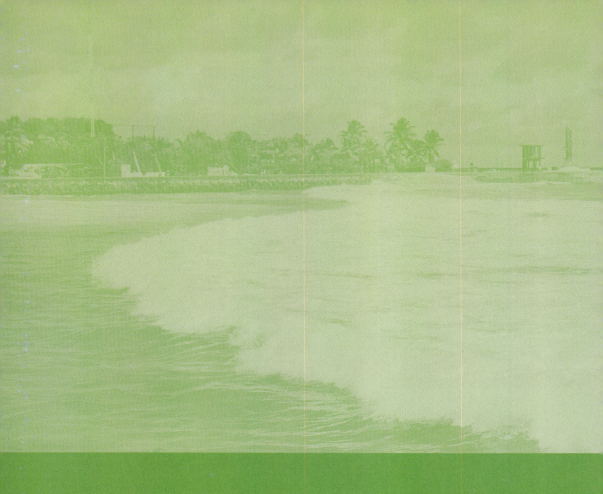

PIFU
LIANGXING ZHONGLIU

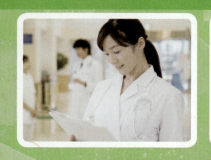 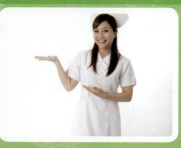 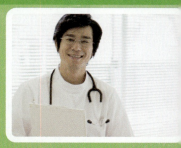

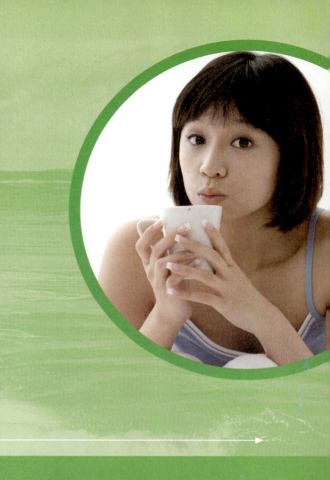

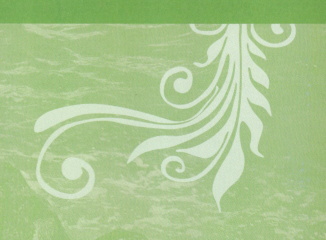

皮肤良性肿瘤

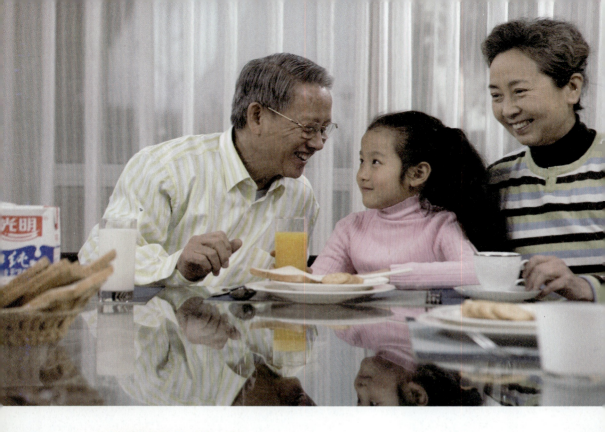

脂溢性角化病

脂溢性角化病，又称老年疣，老年人或多或少均有，呈现老年人特有相貌特点，是老年人最常见的老年性、良性表皮增生性肿瘤。

病因及发病机制

本病病因不明，一般认为是一种皮肤衰老的生理性改变，日晒、慢性炎症刺激会诱发和加速它的发生。

一般在 50 岁以后的老年人开始常见，但也有 20 岁左右的年轻人发病的，这样的人往往有家族史，这提示本病发生与遗传有关，特别是泛发性、多发性损害病例具有常染色体显性遗传倾向。

临床表现

损害初发和好发部位主要在面部和躯干，如颜面（尤其颞部）、手背、胸、背部，也可见于四肢等其他部位，但不累及手足心。初起皮损为针头大小淡黄色斑，多

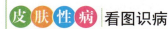

位于毛孔周围，为一个或数个（一般为多发），逐渐增大，由淡黄变黄褐或浅褐色的扁平丘疹，略高出于皮面，呈圆形、卵圆形或不规则形，表面呈天鹅绒样或呈细颗粒状，稍有光泽，边界清楚（见图），直径一般不超过1厘米，以后缓慢增大，变厚，数目逐渐增多，颜色逐渐变深，呈深褐色，甚至黑色，表面干燥、粗糙、失去光泽，常覆以油腻性鳞屑，故称脂溢性角化病。多数损害表面可见角栓。鳞屑剥除后可再生，损害若受刺激或感染可有肿胀渗出、结痂或出血。一般无自觉症状，增多和发展缓慢。通常不自行消退，呈良性病程，恶变者极少，如恶变，常为鳞癌。如果脂溢性角化在短期内突然迅速增多时，往往是体内发生其他恶性肿瘤的表现，应警惕并做全身肿瘤筛查。

诊断和鉴别诊断

脂溢性角化病一般通过临床表现就可以确诊，因为脂溢性角化病的外观有时会类似色素痣、黑素瘤、色素型基底细胞上皮瘤、日光性角化病等。因此疑惑的病例需要做皮肤组织病理检查确诊并和其他的疾病区分。

色素痣：色素痣在外观上有时不易和脂溢性角化病区分，根据痣细胞在皮肤内的位置不同分为交接痣、混合痣及皮内痣。一般表面光滑不呈疣状，无脂溢性鳞屑，组织病理可以鉴别。

老年性雀斑样痣：本病发生于日晒部位，故又称日光性雀斑样痣，为大小不等的浅褐色或深褐色斑，不高出皮面，与脂溢性角化病早期损害相似，但后者临床角化明显，略高出皮肤，有脂溢性鳞屑，组织病理不同可以区别。

日光性角化病皮损潮红或正常肤色，边缘境界不清，无脂溢性鳞屑，组织病

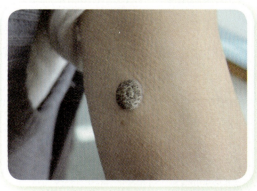

发生在上臂的脂溢性角化病，突出皮肤的粗糙黑色丘疹，容易和色素痣混淆

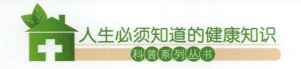

理可以鉴别。色素性基底细胞癌形状不规则，具有珍珠样卷曲状边缘，表皮薄而发亮，可有毛细血管扩张，中心凹陷或溃疡，组织病理有特征。

恶性黑素瘤，颜色特黑，易出血，转移快，为预后最差的皮肤肿瘤。由于恶性黑素瘤进行组织病理活检或单纯切除时极其危险，易于扩散，所以有可疑时必须广泛切除。

治疗

脂溢性角化病一般不需要治疗，影响美观时可以使用高频电离子、点阵激光等治疗。

汗管瘤

汗管瘤，又称汗管囊瘤或汗管囊肿腺瘤，是一种痣样肿瘤，现已证明是一种向汗管分化的小汗腺肿瘤。女性好发，有遗传倾向，起病于青春期，30岁后皮损进入成熟稳定阶段，部分患者皮损随经期变化，在月经前期，妊娠期或使用女性激素时，汗管瘤会增大，说明本病与内分泌紊乱有一定关系。

临床表现

汗管瘤多见于眼睛周围，偶尔前额、颞部、口周、颈部、上肢等部位也可以出现。常为对称性分布，也有单侧发病者。表现为正常肤色、淡黄色或褐黄色半球形或扁平状丘疹（见图），直径2~5毫米，多为散在分布，也有密集成簇者，但不融合，大部分患者无自觉症状。个别患者有轻度瘙痒，一般不影响健康，但有碍美观。

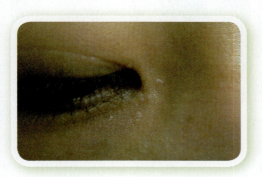

发生在眼角的汗管瘤，突出皮肤的扁平肉色丘疹

治疗

汗管瘤一般无需治疗。如影响美容时，激光治疗是目前治疗汗管瘤的最好办法。最常采用的超脉冲二氧化碳激光和铒激光治疗，可减少瘢痕的形成。汗管瘤是良性的皮肤肿瘤，容易复发，目前仍然没有有效的根治药物，激光只能去除已经发生的皮疹。

多发性脂囊瘤

多发性脂囊瘤又名多发皮脂囊肿，由 Pringle 于 1899 年首次命名，是一种少见的遗传性皮肤病，通过对多发性脂囊瘤家族基因分析，目前大体认定多发性脂囊瘤是由 KRT17 基因突变所致，其遗传规律表现为常染色体显性遗传，但也有没有明确家族史的散发病例。除基因外，雄激素和环境因素亦可能参与了多发性脂囊瘤的发病过程。

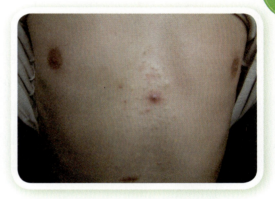

多发性脂囊瘤（上腹部多发性脂囊瘤，中央一个脂囊瘤因患者试图通过挤压方式去除而发生感染所致）

临床表现

目前该病的发病率尚未明确，男女患病率无明显差异。临床上表现为多发性、大小不等的囊性损害，直径数厘米至 20 厘米或更大，呈皮色、灰色、淡蓝色或淡黄色，表面光滑，质地柔软或坚硬，可移动，囊肿破溃时可挤出油脂样物质，有些尚见排出短小毛发，一般无任何临床症状。囊肿可因外伤或自发破裂而继发感染，继而形成脓肿而遗留瘢痕，此型与伴有化脓性汗腺炎样皮损的聚合性痤疮相似，称化脓性多发性脂囊瘤。多发性脂囊瘤可发生于任何年龄，但好发于青春期，随着年龄增长，皮损逐渐增多变大。皮损好发于躯干及四肢近端，尤其是胸骨区，

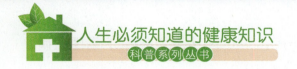
亦可见于头颈部、腋窝、腹股沟、臀部及阴囊、外阴等处，亦有肢端异位型和面部丘疹变异型的报道。

治疗

该病不影响健康，影响美观时，数目较少和单发的可以手术切除，多发者无有效治疗手段。

疤痕疙瘩

临床表现

疤痕疙瘩是一种发生于创伤后，结缔组织过度增生形成的皮肤病，发生在有遗传背景的人群，外伤或炎症后皮肤组织修复过度，表现为瘢痕组织过度生长，超过原伤口或炎症的界限，侵犯邻近组织，呈斑块状、结节状、不规则状或向四周健全皮肤呈蟹足样浸润，病变部位高出皮面，高低不平，质硬韧，有时增生呈现蟹足样（见图），瘢痕增生扩大时往往有自发的疼痛和瘙痒。

治疗

早期的小面积瘢痕采用倍他米松、平阳霉素封闭治疗效果较好，大面积瘢痕需要手术治疗。

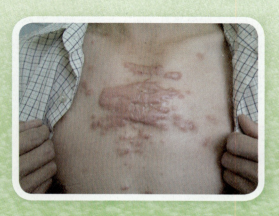

瘢痕疙瘩（前胸毛囊炎后形成瘢痕疙瘩），前胸是最常发生的部位

皮肤纤维瘤

临床表现

皮肤纤维瘤是一种十分常见的良性肿瘤，多数由轻微的皮肤损伤如蚊虫叮咬后，长期过度搔抓、挤压导致。临床表现为圆形或椭圆形质地坚实的丘疹或结节，直径几毫米到 1～2 厘米，黑褐色至红褐色，表面光滑或粗糙，四肢多见，表面常常有黑色或褐色色素，无自觉症状。

皮肤纤维瘤尽管称为瘤，但其来源和性质仍不十分清楚，有部分学者认为其系一种良性纤维组织细胞肿瘤，也有学者认为皮肤纤维瘤不是来源于皮肤成纤维细胞的一种良性肿瘤，而是一种炎症后反应，并多由皮肤的损伤所引起。诱发原因最常见的是蚊虫的叮咬后过度搔抓挤压、其他种类的穿刺伤、毛囊炎及其表皮囊肿的破裂等，这些损伤均可导致炎症反应，皮肤纤维瘤实际上就是皮肤对上述损伤、炎症和修复的反应。切取各个阶段的皮肤纤维瘤做病理检查，其病理反应表现为三个发展阶段：①肉芽肿组织期，表现为较多的炎细胞浸润，以组织细胞为主；②肉芽肿样炎症期，成纤维细胞逐渐增多，纤维增生明显；③纤维化期，纤维高度增生，

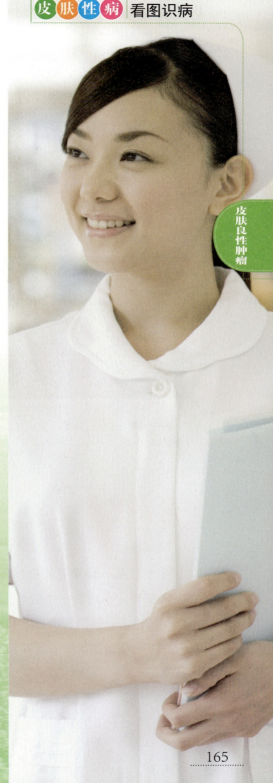

皮肤良性肿瘤

成纤维细胞逐渐减少，组织细胞很少出现。大多数患者就诊时皮肤纤维瘤处于成熟的后两个阶段。病理表现的发展阶段符合该病是皮肤对轻微外伤，异常过度的修复过程导致，有些和瘢痕疙瘩类似。

治疗

本病不影响健康，影响美观时可以手术切除。避免挤压刺激后皮肤纤维瘤即可停止生长。

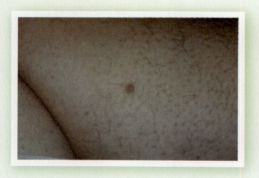

发生在小腿的皮肤纤维瘤，可以触及皮肤黑褐色丘疹

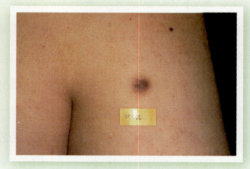

发生在上臂的皮肤纤维瘤，表面发黑，可以触摸到坚实丘疹

色素痣

临床表现

色素痣是一种常见的良性黑色素肿瘤，其本质是黑素细胞的聚集体。色素痣人人都有，平均每一个成年人有 10 ~ 40 个色素痣。关于色素痣的来源目前尚没有定论，一般认为痣细胞和黑素细胞同源，共同起源于胚胎神经嵴，在胚胎早期痣细胞移行至皮肤后形成聚集体，数目较大时即形成出生即有的先天性色素痣，有些痣细胞聚集体数目较少，出生时肉眼不可见，在后天受生长激素等的影响增生，数目增多时变为肉眼可见的后天性色素痣，从这个意义上讲所有的色素

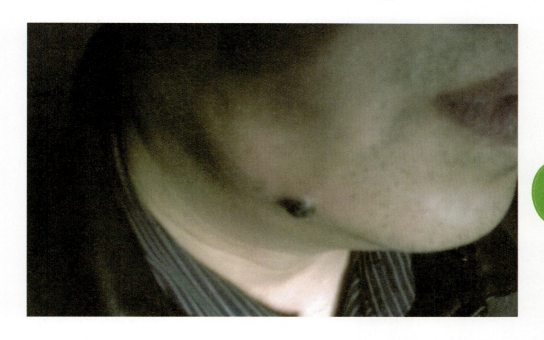

痣都是先天的。在皮肤病理学上色素痣可以分为交界痣、混合痣和皮内痣。

恶变因素

　　绝大多数的色素痣终身都是良性的，但色素痣确实有恶变的可能，如果发生恶变就是通常所说的恶性黑色素瘤，是一种可危及生命的恶性肿瘤。色素痣的恶变与哪些因素相关呢？目前认为主要是：①种族和遗传。白人较黑人或其他有色人种有更高的发病率。色素痣数目多，直径大也是高危因素，有 50 个以上直径大于 2 厘米色素痣患者，患恶性黑素瘤的危险性增加 64 倍。近来发现，人白细胞抗原 HLA 基因 CDKN2A 与恶性黑素瘤的发生密切相关，携带有这种基因的家族成员容易发生恶性黑素瘤。②紫外线照射。反复照射长波和中波紫外线可使黑素细胞数量增加且发生质的变化。③外伤和刺激。某些外伤或不良刺激促使色素痣恶变，如化学腐蚀剂，位于生殖器及掌跖易受摩擦、挤压部位的色素痣易恶变，有人统计 10%~60% 恶性黑色素瘤患者有外伤或不良刺激史，这是我国黑

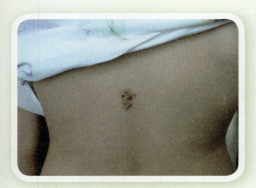

色素痣（背部）

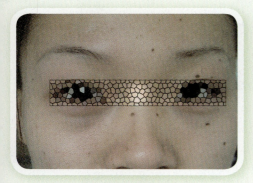

色素痣（面部多发性色素痣）

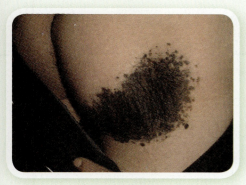

发生在臀部的先天性巨毛痣，需要注意的是色素痣是否伴随毛发和是否容易恶变无关

素瘤患者最常见的诱发原因。

恶变信号

早期发现色素痣的恶变信号，及时采取手术治疗，可防止黑色素瘤的发生，色素痣发生恶变的指针有以下几点需要特别注意。

（1）**色泽变化**：良性色素痣具有均匀一致的色泽，呈深棕色或黑色，无其他杂色，恶变时出现多种色泽，除深棕色及黑色外尚可出现红色、粉红色、白色、蓝色等。

（2）**大小变化**：良性色素痣直径一般小于6毫米，如突然扩大或持续增大有可能是恶变信号。

（3）**形状变化**：良性痣呈圆形，与正常皮肤之间有清晰界线。恶变时，边缘不规则可呈锯齿或其他形状。

（4）**痣周围出现卫星**：在原有的色素痣周围出现新发的、小的色素痣称为卫星损害，是色素痣发生恶变并且向周围转移的指针。

（5）**表面变化**：良性色素痣表面光滑平整，如出现脱屑、糜烂、渗液、痂皮、溃烂、出血等现象，常为恶变信号。

（6）**皮肤感觉变化**：良性色素痣感觉同正常皮肤一样，如出现异常感觉，如瘙痒、压痛、自觉疼痛时，应密切注意恶变倾向。

（7）**先天性的巨痣（直径大于 10 厘米）**：恶变的概率约 6%，需要家长引起警惕，必要时要做预防性的切除。

治疗

色素痣为良性损害，除美容要求外，一般无需治疗。对于巨痣和那些发生在生殖器和足底等易恶变部位的色素痣可以采用手术切除的方法预防。手术切除最为彻底和安全，但有遗留手术痕迹、瘢痕的可能，其他的激光、电离子等治疗也可以酌情选择，但不可使用化学腐蚀剂去除色素痣。

皮角

临床表现

皮角作为一种正式命名的医学疾病首先由英国的外科医生 Everard Home 在 18 世纪末详细描述，因为皮角从外形上与动物的角（羊角）很像因而得名，和动物角最大的不同是皮角不是骨质的，通常也较小。因为发病率较低，目前尚不知本病在普通人群中的发病率。我国民间有"做亏心事，头上长角"的说法，实

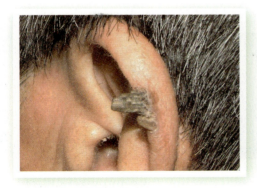

皮角（耳廓的皮角）

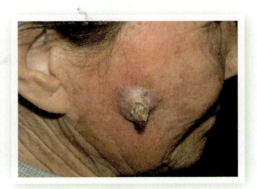

皮角（面部的巨大皮角）

际上皮角从科学角度讲属光化性角化病，多发生于鳞状上皮组织，属癌前病变，常见于 40 岁以上、尤其常受日晒的、特别是浅肤色的老年人，男性多见。多生长于暴露及易受摩擦的部位，如头部、骶尾部或背部，大约 30% 的皮角发生于颜面上部及头皮，亦有发现于手部、阴茎及眼睑者或基于其他皮肤病的基础上发生。外观呈现羊角样增生性损害，其高度往往大于横径，损害多为单个，偶尔有多个同时存在的，大小不等，直径为 2～3 厘米，小如黄豆，大如羊角，多数呈圆锥形，角突表面光滑或粗糙，基底硬，呈肤色、淡黄或淡褐色，无自觉症状。

治疗

该病变发展缓慢，一般无自觉症状。皮角属癌前病变，约有 20% 的恶变概率，外科手术切除是最理想的治疗方法。切除后行组织病理检查，良性者无需进一步治疗。

神经纤维瘤和咖啡斑

神经纤维瘤病 (NF) 是常染色体显性遗传病，起源于神经上皮细胞，常累及中枢神经系统，是神经皮肤综合征的一种。可以分为两型：NF-1 型和 NF-2 型，现已明确神经纤维瘤病 I 型和 II 型的遗传缺陷在不同染色体上，NF1 位于第

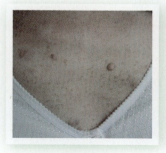

神经纤维瘤和咖啡斑（胸部）

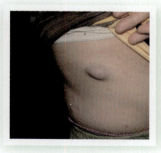

神经纤维瘤和咖啡斑（腰部）

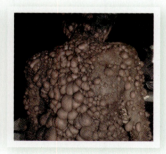

布满全身的神经纤维瘤，此系巴基斯坦籍患者

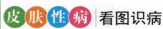

17 对染色体，NF2 位于第 22 对染色体，基因缺陷使神经嵴细胞发育异常导致疾病的发生。神经纤维瘤Ⅰ型为周围型神经纤维瘤病，较常见，约占 NF 发病率的 85% 以上，可累及全身多个系统，表现为沿周围神经通路分布的结节肿块影，沿躯干中轴线的颈部、后纵隔、腹腔脊柱旁、盆腔骶椎前为肿瘤好发部位，四肢、眶内、肠系膜根部甚至器官内也可发生。发生在皮肤的肉赘和结节、不规则咖啡斑是其最具特征的表现，因此这种病常常首先被皮肤科医生确诊。神经纤维瘤病Ⅱ型（NF-2）罕见，特点为双侧听神经纤维瘤或单侧听神经纤维瘤伴有其他部位神经纤维瘤、脑膜瘤或胶质瘤，多数不伴有皮肤改变，不在本书的讨论范围。

临床表现

（1）皮肤的神经纤维瘤：皮肤神经纤维瘤在儿童期即可出现，到青春期后进展明显，大多数分布于躯干、四肢和面部。肿瘤为一圆顶状软结节，有蒂或无蒂，表面光滑，皮肤完好，颜色为正常肤色或淡红色、粉红色、黄褐色。位于皮内的肿物可隆起呈囊样，用手压之下陷，放手后复平，十分柔软，一般无疼痛及压痛。

（2）咖啡斑：咖啡斑是神经纤维瘤的重要伴发症状，有 40% ～ 50% 的患者于出生时即已存在，为棕色或咖啡色斑疹。由于出生时颜色较浅，故常不被家长注意，只有当出现其他症状时才就诊。研究表明，咖啡斑随年龄的增长而逐渐变大，颜色变深且数目增多。据报道，80% 的患儿年龄每增长 1 岁，此斑则增加 1 个，4 岁的患儿则 100% 的出现。多见于躯干、四肢，也可见于其他部位，但以非暴露部位多见，其大小不一，一般直径 1 ～ 2 厘米或更大，边界清楚，多呈卵圆或其他形状，不突出皮肤。咖啡斑在正常人也可见到，但数目很少。一般而言，正常小儿可有 1 ～ 2 个咖啡斑，直径多在 0.5 厘米以内，3 个以上者则属异常，应考虑本病的可能性。

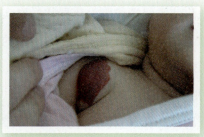

草莓样血管瘤（婴儿右肩部）

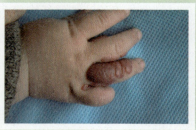

草莓样血管瘤（幼儿右手）

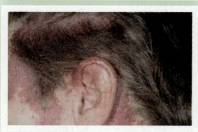

鲜红斑痣（左面部）

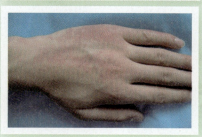

鲜红斑痣（左手）

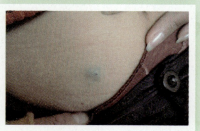

海绵状血管瘤

智力发育问题

其中 35% 伴中枢神经系统异常，如脑肿瘤、癫痫、精神病、反应迟钝、学习成绩差等。

治疗

神经纤维瘤没有特效的治疗手段。数目较少的皮肤肿瘤可以手术切除以改善外观，对于咖啡斑可以使用激光治疗，但容易复发。

血管瘤

血管瘤是婴幼儿最常见的良性肿瘤之一，发病率在 5% 左右，好发于头面部。血管瘤发病率存在明显的性别差异，女多于男，比例约为 3:1。在早产儿中，低出生体重是血管瘤发病的危险因素，体重每减少 500 克，患血管瘤的风险可增加 40%。婴幼儿血管瘤具有独特的发展周期，基本分为两个阶段，包括增生期和退化期。出生后2周到4周被患儿家长发现，4周～1年内快速生长，1年后开始消退，80%患者在7～12岁就基本或完全消退。目前血管瘤的增殖及退化演变机制仍不完全清楚，但血管内皮细胞增殖调控异常可能是血管瘤形成的主要原因。

临床表现

血管瘤根据临床表现可分为多种类型。

（1）草莓状血管瘤：最常见的血管瘤，好发生于面、颈部。新生儿发病率1%，往往出生时就有，或在生后3～5周内发生，形似草莓状，界限清楚，呈鲜红或紫色，一般其自然病程可分为增生期、稳定期和消退期，增生期开始时多表现为蚊咬状或针尖样红点，也可出生时就为片状，多数在以后数月内向周围扩展，一般在半岁至1岁半即进入稳定期，停止生长，当病状中开始出现灰白点，并逐渐扩大或融合，即提示进入消退期，自然消退是此类血管瘤自然病程的重要特征。

（2）鲜红斑痣：仅次于草莓状血管瘤的常见类型，好发于任何部位，但以面颈部多见，占80％，单侧多见，是无数扩张的毛细血管所组成的，较扁平，很少有隆起的斑块，属于先天性毛细血管畸形，往往出生时即表现为明显的粉红色、平坦的、界清的斑块，压之能褪色，随着年龄增长，颜色加深、变红、变紫，65%的患者在40岁前可增厚并出现结节。

（3）海绵状血管瘤：可发生四肢、躯干及面颈部，范围广泛，或累及骨骼及肌肉，甚至关节腔，在肝、胃肠道等处亦可发生，可在婴幼儿期到少年期发现。海绵状血管瘤是由充满血液的血窦和薄壁静脉所构成的皮下暗红、蓝色或紫色皮损，深浅不一，且不波及皮肤，形状及大小亦不规则，瘤体质地柔软而有弹性，有压缩性。

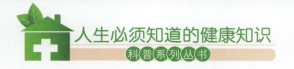
治疗

由于小儿血管瘤有明显的自然消退趋势，所以应采取观察的态度，不必过早手术，以免给患儿带来不必要的痛苦和损伤。目前尚无简捷可靠的方法判断具体某一血管瘤能否退化，如在观察中瘤体迅速增大，或超过一定的年限（5 岁）无退化迹象，以及血管畸形病变则应进行治疗。各种疗法互有利弊，应慎重选择，综合应用。非手术疗法效果好则不手术，估计切除可避免更大毁容时应尽早手术。由于血管瘤主要是美容问题，很少威胁生命，所以要以保全功能，注重美容，尽量减少并发症为原则，避免对能够自行消退并且预后较好的病变进行过度治疗。

化脓性肉芽肿

临床表现

化脓性肉芽肿又名分叶状毛细血管瘤，是一种良性发生在皮肤黏膜的增殖性血管病变。常发生于面部、头皮、手、足等处，发病前一般有外伤史，多为单发。外伤是主要的诱发原因，但极其细微的外伤不易被患者觉察，追问病史时约有 60% 的患者不能回忆起明确的外伤史。外伤导致皮肤毛细血管大量增生形成瘤体。由于瘤体由丰富增生、扩张、充血的毛细血管构成，脆性大，生活中轻微

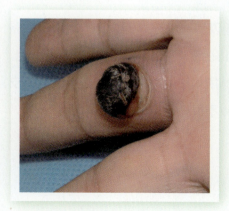

化脓性肉芽肿（中指）

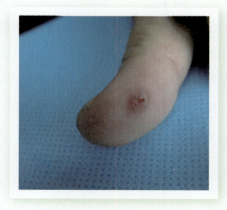

化脓性肉芽肿（拇指）

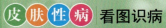

地碰撞或摩擦后即可引起出血，出血量也较大，而且出血后很不容易止血是其最大特点，也容易导致患者恐慌而就诊。

治疗

视肿瘤大小可选择使用：手术、激光、电离子、放射性核素等治疗。治疗应彻底，否则易复发。

皮肤良性肿瘤

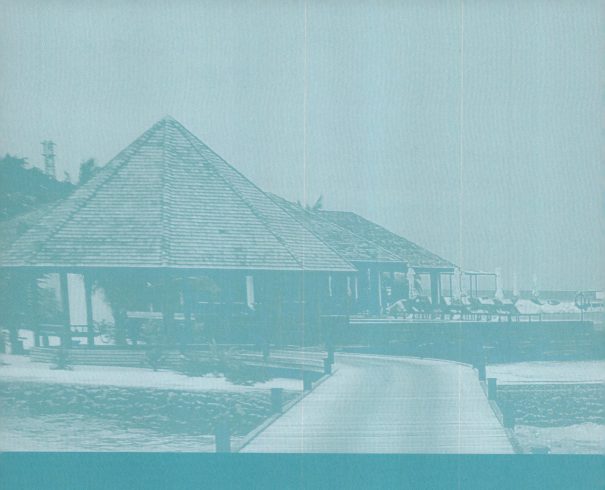

PIFU DE
EXING ZHONGLIU

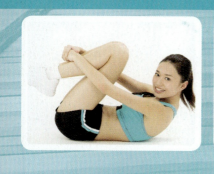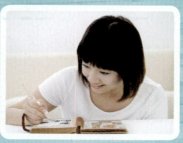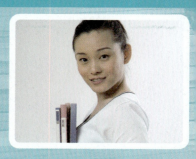

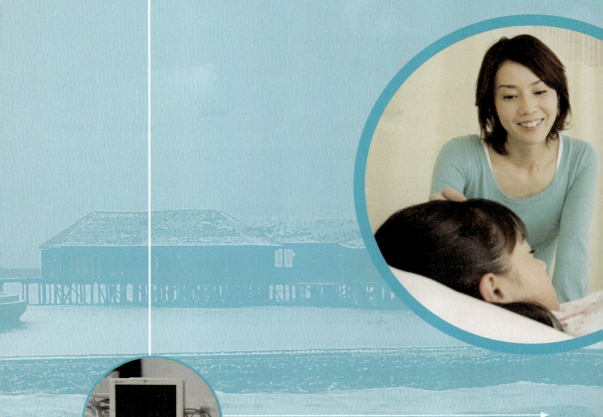
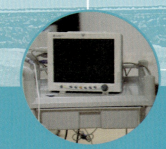

皮肤的
恶性肿瘤

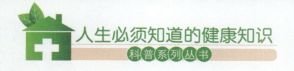
基底细胞癌

　　基底细胞癌又称为基底细胞上皮瘤，是源自表皮或其附属器的皮肤恶性肿瘤，为最常见的皮肤恶性肿瘤之一，占皮肤恶性肿瘤的 60%~70%。基底细胞癌发病率有着明显的地区、人种、肤色差异，北欧白人的发病率约 12 人 /10 万人，澳大利亚白人高达 726 人 /10 万人。黑人极少发生。该病在我国发病率很低，约为 1.53 人 /10 万人。较其他恶性肿瘤而言，基底细胞癌较为特殊，其生长缓慢、极少发生转移，因此早发现、早手术治疗可以根治，病死率约 1%，这一点有别于其他恶性肿瘤。因其恶性度较低有学者认为不应该称为"癌"，但是不及时治疗的基底细胞癌可向皮肤深部生长，进入皮下组织和骨骼，引起严重的损害。

病因

　　除上面提到的种族因素外，儿童时期长有雀斑和受到频繁严重的晒伤和基底细胞癌的发生密切相关。此外，人类乳头瘤病毒感染、P53 和 PTCH 基因突变等因素也与其发病相关。

临床表现

　　常发于皮肤曝光区，特别是面、颈部，发生于躯干相对较少。典型表现为侵蚀性溃疡，中央为溃疡，周边较硬呈卷边样（见图）。基底细胞癌虽然生长缓慢，但是如果忽视，

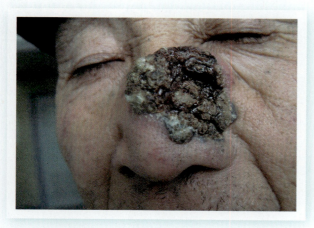

发生在鼻部的基底细胞癌

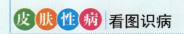

肿瘤会向深部发展导致严重的破坏，特别对于眼周、鼻、耳部的肿瘤，甚至可侵犯眶周组织及骨骼。

诊断和治疗

基底细胞癌需要做皮肤病理活检确诊。早发现，尽早做扩大切除可以根治。晚期延误治疗侵犯到深部组织和骨骼时后果不良。

鳞状细胞癌

鳞状细胞癌是源于上皮组织中角质形成细胞的恶性肿瘤，发病率较前面讲到的基底细胞癌少许多，但由于容易出现淋巴结和血液转移，它的危险性比基底细胞癌高得多。常见的宫颈癌、食管癌、鲍温病、增殖性红斑和皮肤鳞状细胞癌等，均属于鳞状细胞癌之范畴，因为它们在临床表现、组织学改变及后果各有特点，这里仅述皮肤鳞状细胞癌。

病因

长期的日光暴晒是鳞癌的重要诱因，其次砷、焦油类物质、放射线、人乳头瘤病毒感染、皮肤长期不愈的慢性溃疡，酗酒、吸烟等都和鳞癌的发生有关。

临床表现

初起为肉色或红色的丘疹和结节，中央常发生破溃形成溃疡，溃疡边缘常常隆起。溃疡高低不平，容易出血和感染形成脓性分泌物或痂皮，常常伴有臭味。也有呈菜花样增生者。鳞癌发展很快，早期通过淋巴向周围转移，晚期通过血液发生远处转移。

诊断和治疗

怀疑鳞癌者需病理检查确诊，确诊后尽早做扩大切除手术。

鳞癌一般以手术治疗为主。如果患者术前已做活检并已确诊，则可直接切除不需做术中冰冻。鳞癌应在距肿瘤边缘 1.0 ～ 2.0 厘米切除，发生于特殊部

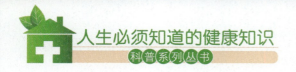
位，如下眼睑、鼻尖的切除范围可适当缩小。如果术前肿瘤性质未知，切除后的肿瘤标本立即进行术中冷冻切片检查，根据病理结果决定是否行扩大根治术。鳞癌未发现淋巴结转移时，一般不需要行预防性淋巴结清扫，但需要参考肿瘤分化程度而定；对转移到区域淋巴结的鳞癌，应做局部淋巴结清扫术。切除后较小的创面可直接缝合，但在眼睑、鼻翼等部位，因可能导致器官的易位变形，一般采取局部皮瓣修复。创面较大或无局部皮瓣可用者可采用轴形皮瓣转移整复或植皮术。

放疗及化疗：放疗适用于年老体弱或有手术禁忌证的患者。对未分化的头面部鳞癌，如无深部组织如肌肉、骨骼转移，可优先采用放射治疗。对已有骨骼或淋巴结转移且经手术治疗又复发的鳞癌，也可采用放射治疗。头面部的皮肤恶性肿瘤切除，极易出现术后局部病灶的复发，因此术后放疗十分必要。鳞癌对化疗不敏感，目前大部分专家学者建议临床上不宜对鳞癌患者常规应用化疗作为根治性治疗或辅助措施。

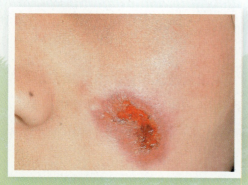

鳞癌（17岁女孩，面部溃疡半年不愈，病理活检证实为鳞癌）

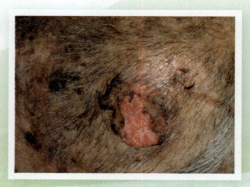

发生在老年人头部的鳞癌，表现为持久不愈的溃疡

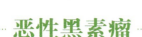

恶性黑素瘤

　　色素痣恶性变后即成为恶性黑色素瘤。恶性黑色素瘤以白色人种常见，黄种人少见。绝大部分色素痣都不会恶性变，高危的恶变指标有 3 种：①直径 >20 厘米的先天性巨痣患者约有 10% 会发生恶变；②有 50 个以上直径 >2 厘米大小的色素痣患者，患恶性黑色素瘤的危险性增加 60 倍；③外伤和刺激：某些外伤或不良刺激促使色素痣恶变，如化学腐蚀剂，位于会阴及掌跖易受摩擦部位的色素痣易恶变，有人统计 10%～60% 恶性黑色素瘤患者有外伤或不良刺激史。关于黑素瘤和色素痣的关系请参考色素痣章节。

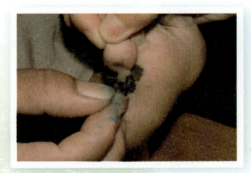

恶性黑素瘤（足第 4、第 5 趾间）

痣恶变的表现

　　①表面破溃、出血；②周围出现卫星损害；③短期内迅速扩大或突出皮肤表面（见图）。

诊断和治疗

　　怀疑恶变的色素痣要尽早切除并做病理检查，一旦确诊要做扩大切除。

　　尽管多数患者起病体表，易早期发现，通过手术可以根治，但有 1/3 的病例

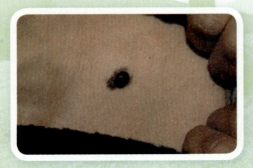

恶性黑素瘤（在色素痣基础上短期迅速长出黑色结节）

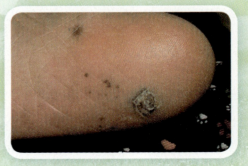

足底色素痣恶变（出现卫星结节是恶变的指征）

皮肤的恶性肿瘤

术后出现复发或远处转移。转移性黑素瘤对放疗、化疗不敏感，进展快，致死性高。但黑素瘤是一种很特别的恶性肿瘤，瘤细胞存在很强的免疫性，可以利用免疫的方法加以治疗，是肿瘤免疫生物治疗的研究热点。LAK、TIL 等免疫性细胞以及黑素瘤抗原相关免疫瘤苗都有一定的治疗效果。近年来随着免疫学的进步，新一代肿瘤免疫治疗方案，如抗 CTLA-4 抗体、针对肿瘤抗原的 IgG 抗体、Toll样受体激动剂、白喉毒素 /IL-2 融合蛋白等开展了一系列临床研究，使得黑素瘤有望成为使用免疫疗法治愈的恶性肿瘤。

帕哲病

　　帕哲病又称湿疹样癌，发生于乳房的称乳房帕哲病，与起源于乳腺导管的原位癌和乳腺癌密切相关。发生于乳房以外其他皮肤部位者称乳房外帕哲病。帕哲病的病因尚不清楚，电镜检查帕哲细胞之间及帕哲细胞与角质形成细胞之间桥粒减少，说明帕哲细胞可能来自角质形成细胞，以后恶化侵入乳腺。目前认为是起源于乳腺导管近开口处，早期为原位癌。这种导管内癌向侵入乳腺或大汗腺上皮，而向外侧侵入表皮，形成表皮病变。个别报道可能与小汗腺癌有关，因帕哲细胞对小汗腺酶有强阳性反应，因此这种肿瘤的起源尚存在争议。

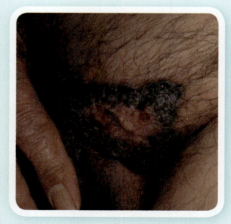

临床表现

　　乳房帕哲病好发于中老年女性，多发于一侧的乳头或乳晕及其周围，个别男性也可发病。乳房外帕哲病常发于外阴（见图）、肛周、脐部及腋下等大汗腺分布区，

乳房外帕哲病（发生在老年男性左侧外阴部的帕哲病）

单侧发病。皮损表现为淡红色斑片，境界清楚，有少量渗出和黄色结痂，自觉有

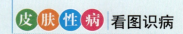

不同程度瘙痒感，极似亚急性湿疹样改变。但与湿疹不同的是皮损处浸润较明显，分布不对称，境界清，长期不愈，对皮质激素等药物治疗无效。

诊断和治疗

帕哲病有时不易与湿疹、基底细胞癌、恶性黑素瘤区别，需要皮肤病例活检确诊。

一旦确诊应尽快手术治疗，乳房帕哲病应做单侧乳房切除术，合并乳腺癌者应做根治术。乳房外帕哲病切除范围应包括皮损边缘以外 1～2 厘米的正常皮肤，深度应达皮下脂肪层，切除组织应做病理检查，必要时再次扩大手术。

放射治疗和化疗：本病放射线治疗效果较差，但当皮损范围较大及不宜手术切除的部位可采用 X 线放射治疗或者氨甲蝶呤、顺铂等化疗。

蕈样肉芽肿

蕈样肉芽肿是起源于皮肤的 T 淋巴细胞恶性肿瘤，简称 MF，恶变的 T 淋巴细胞是一种称为 Th2 的辅助性淋巴细胞，其发生恶变的确切机制不清楚，目前的研究认为与基因变异、细胞信号传导途径以及免疫监视异常有关。

临床表现

蕈样肉芽肿的临床表现多样，缺乏有特征性的皮肤改变，常常类似其他皮肤病，给临床诊断造成困难。MF 的皮损表现分为 3 期，即红斑期、斑块期及肿瘤期。患者可顺序经过这三个期，也可不经前面的一期而直接进入斑块期或肿瘤期。同一患者也可以同时存在三个期的损害。

（1）红斑期：为蕈样肉芽肿前期，又称湿疹样期或肿瘤前期，可持续 4～10 年，平均 6 年。由于红斑期 MF 皮损缺乏特异性，因此是最难诊断的阶段。红斑期的 MF，其皮疹可分为非萎缩性及萎缩性斑片，两者亦可混合存在，呈红色、黄红色、淡褐色，多伴有色素沉着或减退。皮疹可广泛而多形，同一患者可同时出现红斑、丘疹、苔藓样、鱼鳞病样或皮肤异色症样改变，因而临床上类似银屑病、副银屑病、湿疹、玫瑰糠疹、脂溢性皮炎、丹毒、红斑性狼疮、鱼鳞病或皮肤异色症等，有的患者仅仅表现为顽固性皮肤瘙痒和表现为没有明显特征的皮肤改变。由于 MF 早期的皮疹缺乏特异性，许多患者常拖延数年甚至十余年未能明确诊断。如果一位患者的皮损表现类似于某个疾病如牛皮癣、玫瑰糠疹等而又不典型，此时应该想到 MF 早期的可能。

（2）斑块期：皮疹有明显的浸润，可出现环状或弧形外观。

（3）肿瘤期：出现圆形或不规则肿物，红褐色，可以出现破溃，肿瘤常出现在头面部和四肢。

诊断

MF 临床及组织病理表现多样，早期诊断非常困难，往往需要多部位、多次取材进行组织病理检查才能确诊。

治疗和存活期

蕈样肉芽肿是原发于皮肤的低度恶性 T 细胞淋巴瘤，尽早采取合适的治疗，可以获得很好的长期缓解和控制效果。治疗分为局部治疗和系统治疗两种。局部治疗是以皮肤为靶向的治疗方法，包括光化学疗法 (PUVA)、窄波紫外线 (NB–

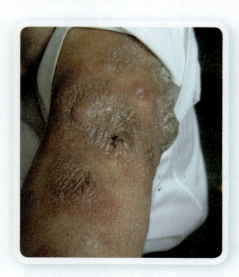

UVB) 疗法、皮肤电子束放射治疗以及外用糖皮质激素、维 A 酸类和氮芥制剂等。系统治疗主要用于晚期患者，包括单一应用化疗药物或联合化疗、体外 PUVA、α 干扰素或 γ 干扰素、细胞因子、单克隆抗体和重组免疫毒素等。MF 的病程较长，平均生存期超过 10 年，晚期淋巴结转移后存活期约 2 年。

发生在上臂的蕈样肉芽肿（肿瘤期）

鲍温病

临床表现

鲍温病是一种表皮内鳞状细胞癌，又称原位鳞状细胞癌、皮肤原位癌、表皮内鳞癌。目前确切病因及发病机理不明，可能的致癌因素有：①辐射，如长期的日光照射，放射治疗；②接触致癌物，如砷剂；③免疫抑制，如艾滋病、肾移植患者术后长期服用免疫抑制剂；④病毒感染。外生殖器鲍温病人乳头状瘤病毒检出率很高；⑤其他。外伤或基础皮肤病，如脂溢性角化慢性热损伤等

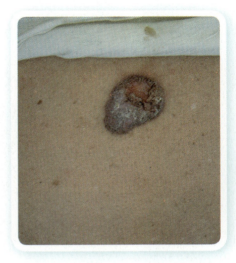

鲍温病（背部），呈现肥厚的黑褐色斑块，部分形成溃疡

有关。本病多见于中年以上 30~60 岁者，慢性病程，皮损可发生于身体任何部位的皮肤或黏膜，多发于头面部和四肢，约 2/3 皮损为单个，1/3 皮损为多发。典型皮损表现为边界清楚的脱屑性或角化性斑疹，呈圆形、多环形、匍匐形或不规则形，覆以棕色或灰色厚的结痂，不易剥离。无自觉症状，约 1/3 患者有不同程度的瘙痒。

诊断

鲍温病需要皮肤病理活检确诊，鲍温病较少见，易被忽视和误诊。鲍温病皮损表现为红斑、鳞屑、结痂，与银屑病或皮炎湿疹相似，但皮质激素治疗无效。对于应用皮质激素治疗不见好转者要考虑本病的可能性，应进行皮肤活检。

治疗

手术切除是鲍温病的首选治疗。广泛切除比局部切除复发率低，主要用于肛周鲍温病。Mohs 显微外科手术被推荐用于治疗指（趾）部鲍温病及一些生殖器鲍温病。此外，也适用于头颈部或境界不清的鲍温病，其优势是可节省组织且复发率较低。

皮肤的恶性肿瘤

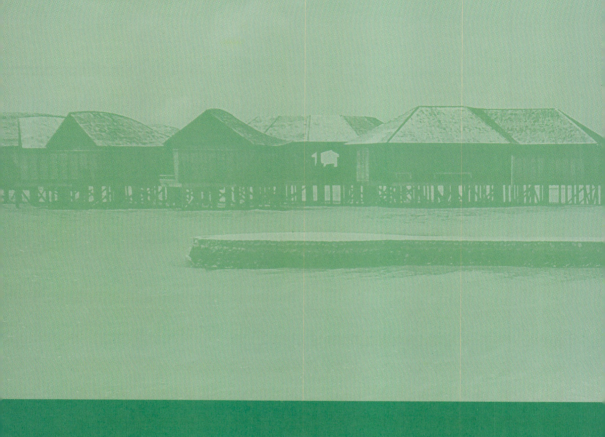

YU MIANYI HE DAIXIE
YOUGUAN DE QITA PIFUBING

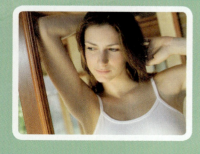
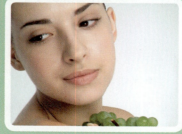
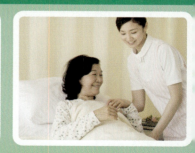

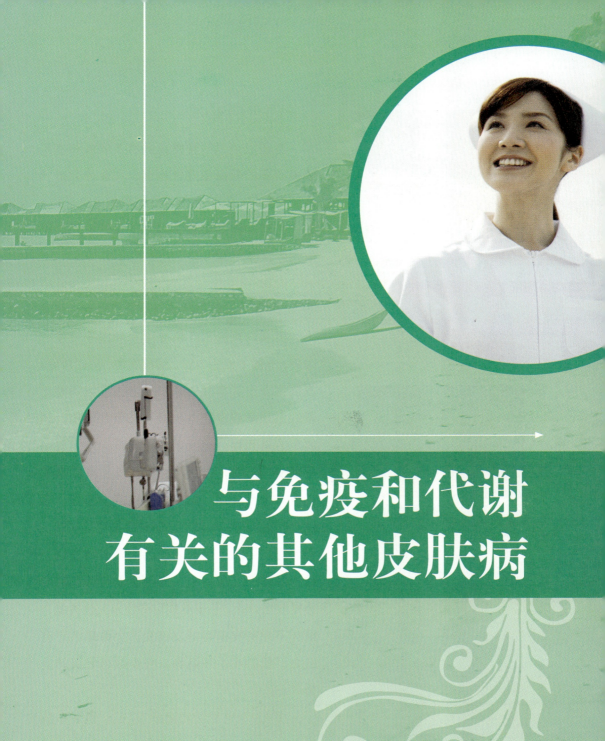

与免疫和代谢有关的其他皮肤病

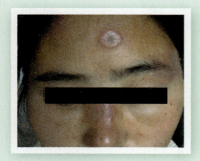

盘状红斑狼疮（面部红斑）

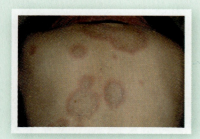

播散型盘状红斑狼疮（背部皮损）

红斑狼疮

　　红斑狼疮是一种常见的累及皮肤和多系统多脏器的自身免疫性疾病，主要分为盘状红斑狼疮(DLE)和系统性红斑狼疮（SLE）。临床表现和症状多种多样，严重性和预后个体间差异很大。

　　临床表现

　　（1）**盘状红斑狼疮**(DLE)：好发于成年人，男女均可受累，病变主要局限于皮肤、黏膜，一般不侵犯内脏，病程缓慢，预后较好。皮损好发于头面部，基本损害为界线清楚之紫红色丘疹或斑块，表面有粘着性鳞屑，鳞屑下方有角栓，一般无明显自觉症状，日晒可使皮损加重，愈后可继发萎缩、毛细血管扩张和色素减退。黏膜病变以下唇多见，表现为红斑、糜烂和溃疡。部分皮损可呈疣状，称为疣状DLE，部分表现为稍隆起性斑块，称为肿胀型红斑狼疮。皮损超出头面部时称为播散性DLE。头皮皮损可导致永久性秃发，经久不愈的皮损可继发癌变。少数患者可有乏力、低热或关节痛等。极少数患者可转变为SLE。

　　（2）**系统性红斑狼疮**(SLE)：是多系统受累的疾病，可累及全身各个器官。本病好发于生育年龄的妇女，男女之比约为1：10。SLE的始发原因不明，导致组织病变的直接原因是由抗原和抗体免疫反应形成的血管炎，造成不同部位的组织损伤，产生相应的临床表现。皮肤、肌肉、骨骼、心、肺、肝、脾、肾、脑、眼、鼻、耳、牙齿、头发均可出现病变，不同的病期有不同的临床表现，且其临床表现多种多样，极易误诊。

1）皮肤：病程中70%~80%的患者有皮损。面部蝶形红斑是SLE的特征性皮损，为分布于面颊和鼻梁部的蝶形水肿性红斑，日晒常加重。少数患者可伴有DLE皮损，有时可见掌跖血管炎样皮损。病情活动时患者常有弥漫性脱发（休止期脱发）或"狼疮发"（前额发际毛发细而无光泽，常在2～3厘米处自行折断，形成毛刷样外观），约1/3患者可有日光过敏。还可有紫癜样皮损、雷诺现象、大疱性皮损、多形红斑样皮损、荨麻疹样血管炎或血栓性静脉炎等表现。黏膜损害主要表现为口腔溃疡。

2）关节、肌肉：关节受累是SLE中最常见的症状，90%以上的患者均有不同程度的关节炎和关节痛，可伴有关节红肿，但关节畸形不多见。肌炎和肌痛也较常见。少

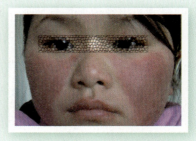

系统性红斑狼疮（面部蝴蝶型红斑）

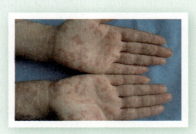

系统性红斑狼疮（手部损害）

与免疫和代谢有关的其他皮肤病

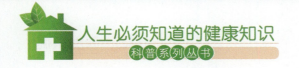

数患者可出现缺血性骨坏死，股骨头最常受累。

3）心血管系统：累及心脏可有心包炎、心肌炎和心内膜炎，以心包炎多见，少量心包积液只有在心脏超声检查中方可发现。

4）呼吸系统：以胸膜炎和间质性肺炎较常见，胸膜炎可为干性或有胸腔积液，常在胸透时发现，间质性肺炎表现为咳嗽和呼吸困难，长期间质性肺炎可致间质纤维化，预后较差。

5）狼疮性肾炎：是 SLE 最多见的内脏受累。病理上几乎都有肾脏损害，其中 60%~70% 的患者有临床表现，表现为蛋白尿、血尿、管型尿和浮肿等。严重狼疮性肾炎可导致肾功能衰竭。

6）神经系统受累：可有中枢神经系统和外周神经系统受累，最典型的为狼疮脑病，表现为头痛和癫痫样发作，也可引起意识障碍、定向障碍等；周围神经受累可引起多发性神经炎的症状。

7）其他：还可有肝、脾、淋巴结肿大，口干，视网膜可有棉花团样渗出。SLE 的实验室检查可有多种异常，血常规检查以白细胞减少和血小板减少常见，还可有贫血、血沉增快。尿常规检查可有蛋白尿、血尿和管型尿。血清蛋白电泳可见 $\alpha 2$ 和 β 球蛋白常升高，IgG、IgM 或 IgA 升高，补体常降低。此外常有类风湿因子阳性，肾功能受损时可有血肌酐水平上升。部分患者有肝功能异常。

自身抗体检测是 SLE 诊断的重要标志，患者体内有多种自身抗体，抗核抗体 (ANA) 为 SLE 的筛检试验，阳性率可达 90%~95%，其他较重要的自身抗体有抗双链 DNA 抗体抗 Sm 抗体、抗 U1RNP 抗体、抗 Ro/SSA 抗体、抗 La/SSB 抗体、抗磷脂抗体等。

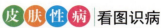
诊断

SLE 的诊断可参考 1982 年修订的美国风湿学会 SLE 的分类标准：①蝶形红斑；② DLE 皮损；③日光过敏；④口腔溃疡；⑤关节炎；⑥浆膜炎（胸膜炎或心包炎）；⑦肾病表现：尿蛋白 >0.5 克 / 天（或尿蛋白 >+++）或有细胞管型；⑧神经系统表现：癫痫发作或精神症状（除外由药物、代谢性疾病或尿毒症引起）；⑨血液系统表现：溶血性贫血、白细胞减少（$<4.0×10^9$ 个 / 升）、淋巴细胞减少（$<1.5×10^9$ 个 / 升）或血小板减少（$<100×10^9$ 个 / 升）；⑩免疫学异常：LE 细胞（+）、抗 dsDNA 阳性、抗 Sm（+）、梅毒血清（假阳性）反应；⑪ ANA 阳性。以上 11 项中具备 4 项即可诊断为 SLE。

治疗

红斑狼疮不能根治，其治疗原则是：活动期积极治疗，使其缓解；缓解期应调整用药，减少药物不良反应，防止疾病复发。患者要做到五要五不要。五要：要听从医嘱，要充分休息，要精神愉快，要合理饮食，要定期检查。五不要：不要乱用药，不要过度疲劳，不要阳光暴晒，育龄女性不要怀孕，不要突然停药。

（1）盘状红斑狼疮：避免日晒。内服羟基氯喹、沙利度胺或小剂量强地松可获得长期缓解。

（2）系统性红斑狼疮：是世界公认的难治性疾病，在没有激素治疗之前，系统性红斑狼疮患者的 5 年病死率几乎是 100%，在应用激素及免疫抑制剂等治疗后，系统性红斑狼疮的预后大为改善，其 10 年生存率已达 80% ～ 90%。因此，正确教育患者树立战胜疾病的信心和坚持科学合理的治疗十分重要。激素和免疫抑制剂是最主要的控制药物，其他还有抗疟药、砜类药物等须在医生指导下终身服用。终身服用激素和免疫抑制剂可能造成机体的免疫功能低下，诱发感染、糖尿病、消化道出血、骨质疏松等疾病，因此患者应积极和医生沟通，医患密切配合才能获得最佳的控制效果和最小的不良作用。

皮肌炎

皮肌炎是以累及皮肤、横纹肌为特征的自身免疫性结缔组织病。女性多见，病因可能和免疫功能异常、感染、恶性肿瘤等有关。同时有皮肤和肌肉表现时称为皮肌炎，仅有肌肉表现而无皮炎时称为多发性肌炎。

临床表现

（1）**皮肤改变**：以双眼为中性的水肿性紫红色斑，Gottron丘疹（指间关节背侧、肘部、膝部紫红色或葡萄酒色扁平丘疹，随后可变成瓷白色），前胸V字形区暗红斑。其他不常见的表现还有坏死性血管炎、雷诺现象、口腔溃疡、光敏、脱发、网状青斑、指腹丘疹及皮肤钙沉着等。

（2）**肌肉改变**：首先累及四肢近端肌肉，发生上楼梯抬腿困难，举手梳头困难，当肌肉广泛受累时，患者起床、翻身、吞咽都会发生困难。

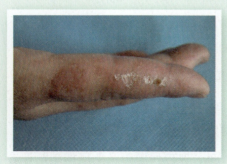

皮肌炎（手指Gottron丘疹）

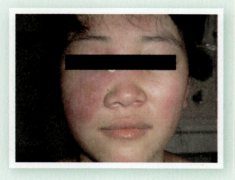

（3）**皮肌炎和肿瘤的关系**：皮肌炎被视为一种恶性肿瘤伴发疾病，伴发恶性肿瘤的发生率为5%～30%，40岁以上患者肿瘤发生率更高。各种肿瘤均可发生，女性的乳腺癌、卵巢癌，其他的胃癌、肺癌、肝癌、淋巴瘤等均有可能。肿瘤可以发生在皮肌炎之前或之后，也可以和皮肌炎同时发生，发生皮肌炎时要高度重视全身肿瘤的检查和排除。

治疗

皮肌炎治疗药物首选肾上腺皮质激素类，此类药物对本病有明显的缓解作用。当皮肌炎急性发作时在眼周、面颊、上胸部位可以见到弥漫的水肿性红斑

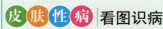
肾上腺皮质激素治疗无效时，可以考虑免疫抑制剂及嘌呤代谢拮抗剂，如氨甲蝶呤或硫唑嘌呤的应用。另外，辅助治疗还可使用苯丙酸诺龙和维生素 E。

局限型硬皮病

临床表现

硬皮病分两型：局限型和系统性。系统性硬皮病预后差，一般可导致皮肤和内脏的广泛硬化，最终死于肺纤维化等并发症。本书主要介绍局限型硬皮病。

局限型硬皮病多发生在头皮、前额、腰腹部和四肢的局限型皮肤结缔组织纤维化或硬化，最后发生萎缩为特点的疾病。因其发生部位、形状不同，有斑片状硬皮病（硬斑病、泛发性硬斑病）、带状硬皮病、点滴状硬皮病、泛发性硬皮病等之分。本病的发病机制尚不明确。感染、外伤、药物、免疫反应和遗传等诸多因素均可能与本病的发生有关。尽管局限型硬皮病一般不威胁人的生命安全，但由于该病病情缠绵难愈，发生在暴露部位者影响患者的容貌，造成极大的身体和心理上的痛苦。

治疗

局限型硬皮病病因不明，没有有效的预防手段。早期小面积皮损外用咪喹莫特乳膏、他克莫司软膏等有控制效果。大面积发作的儿童硬皮病可以连续使用青霉素治疗 2 周有助于控制病情，治疗的原理是伯氏疏螺旋体感染可能介导了硬皮病的一种特殊的自身免疫型，称为"螺旋体相关的早发性硬斑病"，其特征表现为早年发病、伯氏疏螺旋体感染和高滴度的抗核抗体，青霉素可以抑制和杀灭伯氏疏螺旋体。晚期萎缩的部分皮肤可以采用整形手术或像素激光刺激来纠正和改善皮损外观。

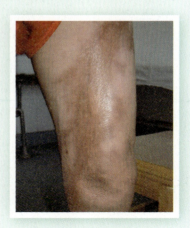

带状局限型硬皮病（左腿）

与免疫和代谢有关的其他皮肤病

黄瘤病

临床表现

黄瘤是吞噬了脂质的组织细胞和巨噬细胞的局限型聚集于真皮或肌腱等处形成的黄色、橘黄色或棕红色丘疹、结节或斑块。患者常伴有全身性脂质代谢紊乱和其他系统的异常而出现一系列的临床症状，称为黄瘤病，常见于高血脂、未控制的糖尿病、黏液性水肿、甲状腺功能减退等疾病，也可因肥胖、酒精中毒引起。临床常见的有两种。

（1）睑黄瘤：多发生在上眼睑的内侧；多对称出现，也可以是单侧发生；多见于中年妇女，往往伴有高脂蛋白血症。

（2）结节性黄瘤：结节性黄瘤早期为质地比较柔软的小丘疹或结节，逐渐增大、融合至直径2～3厘米大小，由于纤维组织增生而变得坚硬。好发生在肘、膝、指节伸侧面、臀部等容易受摩擦部位。大部分患者合并有高脂蛋白血症 II 型或 III 型，表现为血浆胆固醇和甘油三酯升高。这类患者也可以合并腱黄瘤，实际上是脂质沉积于肌腱、韧带所致。

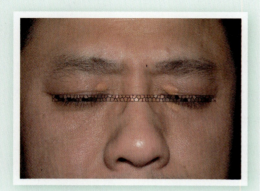

睑黄瘤（眼角的黄色斑块）

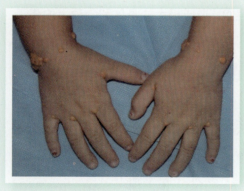

黄瘤（儿童手部黄瘤）

治疗

睑黄瘤可以采用像素激光、高频电离子治疗，大面积的结节性黄瘤需要手术治疗。出现黄瘤时应积极检查是否有高血脂、高血糖，同时要控制饮食、禁酒等。

黑棘皮病

临床表现

发生在颈部、腋下、腹股沟、肘窝等处的黑褐色色素沉着，触之柔软，犹如天鹅绒样外观（见图）。在临床上分两型：①发生于肥胖儿童的称为假性黑棘皮病；②恶性型黑棘皮病损往往和体内恶性肿瘤同时发生，或黑棘皮病先发生，隔数月或数年后体内才发生恶性肿瘤。也有先发生恶性肿瘤，到晚期才发生皮肤损害者。恶性黑棘皮病患者大约有 50% 合并有内脏癌肿，常见的多为腺癌，90% 发生在胃肠道，以胃癌最常见，其次为小肠癌、直肠癌、肝癌，7% ～ 8% 伴发肺癌及乳腺癌或膀胱癌、宫颈癌、卵巢癌。因此成人发生黑棘皮病时要特别警惕肿瘤的发生。

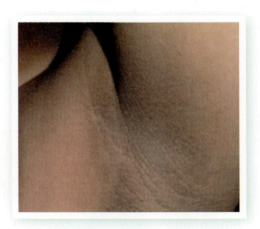

发生在肥胖青少年的黑棘皮病（左腋下）

治疗

肥胖儿童应该注意节食、运动、减肥。成人黑棘皮病目前尚无特殊方法，如发现有皮肤损害，应定期做肿瘤的筛查，发现肿瘤争取早期手术治疗以挽救生命。

皮肤淀粉样变

淀粉样变是一种淀粉样物质沉积于组织中引起的疾病，与淀粉样蛋白有关。淀粉样蛋白是由一种或多种蛋白质与粘多糖结合组成的蛋白质复合体，因这种复合体与淀粉的两种反应（遇到碘会呈现蓝色、能被刚果红染成红色）类似而得名，本质上与淀粉毫无关系。淀粉样物质主要沉积在血管壁、纤维组织、黏膜和腺体皮肤的基底膜处（真皮乳头层），引起血管壁增厚，管腔狭窄，黏膜和腺体的基底膜增宽。原发性皮肤淀粉样变主要发病机制为角质形成细胞凋亡、变性，脱落至真皮浅层形成淀粉样蛋白而导致的组织、器官功能障碍。发病的原因与机制尚未完全阐明，但是许多研究表明，遗传因素、环境因素、机体免疫机制紊乱、表皮的摩擦损伤、EB 病毒 (EBV) 的感染、日晒均与本病的发病有关。

临床表现

多发生在中年人，为褐色的斑疹或丘疹。皮疹主要发生在两侧胫前，早期为针头大小的褐色斑点，逐渐成为丘疹，直径 2～3 毫米，质地坚硬，外观成圆锥状，由于搔抓可以有结痂、鳞屑，外观粗糙。自觉程度不等的瘙痒。皮疹长期不愈，但身体一般情况不受影响。此外，皮肤淀粉样变也可呈其他表现，如斑块状、异色性、结节性、萎缩性等。

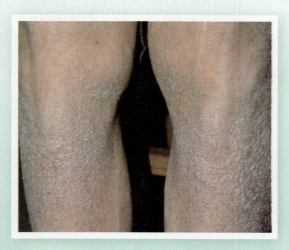

诊断和治疗

淀粉样变确诊需要结合临床和皮肤病理检查。没有特效的治疗办法。治疗主要在于对症解痒。外用维 A 酸类药物、皮质类固醇激素封包治疗有一定效果。

皮肤淀粉样变（双小腿前密集的绿豆大小的褐色坚硬丘疹，有明显的瘙痒）

糖尿病伴发的皮肤病

临床表现

（1）成人硬肿病：成人硬肿病的特点是较广泛的皮肤非凹陷性水肿性肿胀和发硬。成人硬肿病往往历经数月可痊愈。硬肿病可以单独发生或者作为糖尿病的伴发改变之一。伴发糖尿病时病程迁延，多种治疗方法均不理想。糖尿病患者中硬肿病的发生多见于成年肥胖、病程长、病情较重、有血管病变及高脂血症者，女性多于男性，20% 病例与糖尿病有关。

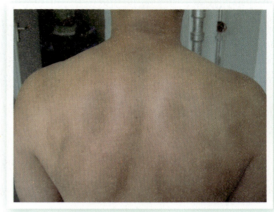

糖尿病患者的背部硬肿病

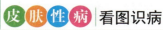

该病在颈部、上背部多见，皮肤肿胀，淡红色，触之质硬，患者有戴盔甲样感觉，将皮肤捏压在拇指、食指之间，皮肤可发皱，捏之不起。糖尿病引起的硬肿病不易治疗，血糖控制后皮损可改善。

（2）类脂质渐进性坏死：类脂质渐进性坏死是一种原因未明的真皮结缔组织变性疾病，其特征性皮损是界限清楚、坚硬、凹陷、蜡样、棕黄色的萎缩性斑块，好发于胫前。

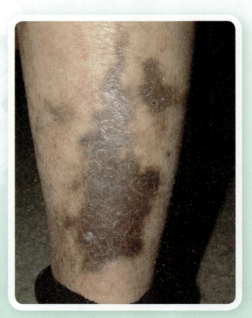

小腿前类脂质渐进性坏死

单发者多见于儿童和青年，多发性则常见于中老年人。60% 的患者有糖尿病，20% 的患者糖耐量试验异常或有糖尿病家族史，15% 的患者本病先于糖尿病 2 年发病，而在糖尿病患者中，本病的发病率为 0.3% ～ 0.7%，类脂质渐进性坏死可以单独发病也可以作为糖尿病较特异的皮肤病变而出现。现代医学认为本病的发生与糖尿病微血管病变有关。因糖蛋白在小血管壁沉积，逐渐引起血管闭塞，组织缺血，导致胶原变性坏死而发病。有人用直接免疫荧光法发现在受侵皮损的小血管壁有 IgM、IgA、C3 和纤维蛋白原沉积，这表明本病的发病机制可能是免疫复合物性血管炎。

治疗

类脂质渐进性坏死治疗困难，有部分患者在血糖控制后可自行缓解；局部可以试用复方肝素钠尿囊素凝胶、他克莫司软膏等治疗。同时注意保护患处皮肤，避免外伤；小腿血液流通缓慢，易静脉瘀滞，影响皮损恢复，可每晚温水泡洗双足及小腿，辅以局部按摩，促进血液循环亦有助于恢复。

自身免疫性大疱性皮肤病

自身免疫性大疱性皮肤病是皮肤科最严重的一组疾病，临床常见的类型有三种：寻常型天疱疮、大疱性类天疱疮和线状 IgA 大疱性皮病。

临床表现

寻常型天疱疮是最常见的一种，多发生于中年人，儿童罕见。患者全身或部分皮肤黏膜起水疱，水疱壁薄而松弛，压迫疱顶水疱将向周围扩展（尼氏征阳性），水疱破溃后渗血、渗液，不易愈合，极易合并感染而导致死亡。

大疱性类天疱疮好发于老年人。

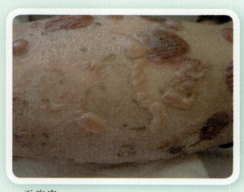

天疱疮

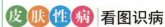

水疱为厚壁、饱满的大疱，不易破裂，压迫疱顶水疱不易向周围扩展（尼氏征阴性），借此可以和寻常型天疱疮区别。

线状 IgA 大疱性皮病好发于儿童和成年人，厚壁水疱，尼氏征阴性，水疱往往呈环形和弧形排列。

治疗

大疱性皮肤病是皮肤科的严重疾病，不及时治疗或治疗不当可能会危及生命，此类疾病都需要长期甚至终身使用激素或免疫抑制剂治疗。

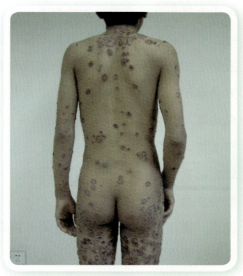

线状 IgA 大疱性皮病（皮损呈环形）

与免疫和代谢有关的其他皮肤病

过敏性紫癜

过敏性紫癜名字中虽然有"过敏"，但其发病原因和过敏没有太大关系，

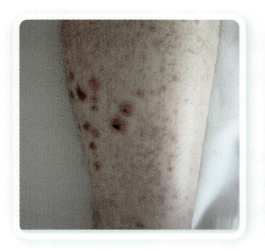

过敏性紫癜（小腿前）

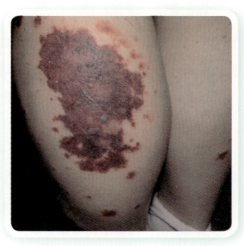

过敏性紫癜（小腿后大片融合性紫癜）

本质上属于免疫反应导致的血管炎，以下肢及臀部的非血小板减少性紫癜为特征，有时可以伴有关节炎或关节痛，腹痛或胃肠出血，有时还可以累及肾脏。从病理学上来看，它表现为白细胞破裂性血管炎的改变，其发病机制目前尚未完全阐明，感染（如链球菌、肺炎支原体、柯萨奇病毒、幽门螺杆菌、甲型肝炎病毒、微小病毒 B19、EB 病毒等）、食物（如鱼虾、牛奶）、药物（如磺胺、抗生素、解热止痛药物等）可诱发本病。其发病与 IgA、IgE 抗体以及 T 淋巴细胞功能失调有关，是一个综合的多因素复杂过程。无论是感染因素，药物或致敏物质，均致使患者中性粒细胞、嗜酸粒细胞、纤维蛋白积聚在靶器官（如皮肤、肾脏、胃肠道和关节）的毛细血管、静脉和动脉造成白细胞破碎性血管炎和组织损伤。

临床表现

多见于儿童和青少年，男性多见。发病前可有上呼吸道感染或有低热、全身不适等前驱症状。基本损害为紫癜，多见于四肢远端特别是小腿伸侧，皮损广泛时可波及躯干，皮疹成批出现，稍隆起，部分皮疹可融合成大的淤斑，常合并风团、丘疹、血疱等多形性损害，2～3 周后，颜色逐渐消退。本病可仅发一次，也可反复发生。迁延数月或 I～2 年。除皮肤外，常侵犯肾脏，表现为蛋白尿、管型尿、血尿，可反复发作，形成慢性肾炎。此外还可侵犯关节，表现为关节肿胀、疼痛、关节腔积液，以膝、踝关节受累多见。胃肠道受累时，可有脐周和下腹部绞痛、恶心、呕吐、腹泻、便血等，重者可伴发肠套叠和肠穿孔。

预防和治疗

过敏性紫癜容易复发，目前尚无有效的防复发手段。治疗：寻找和除去可能致病原因如上呼吸道感染，避免食用可疑过敏食物。单纯型紫癜除注意休息外，可以服用维生素 C、钙剂、芦丁等。当合并有关节、腹部和肾脏受累时，应当使用皮质类固醇，严重者还可用免疫抑制剂。

结节性红斑

　　结节性红斑是一种可反复发生的炎症性皮肤病，病因复杂。它的本质是发生在皮下组织的炎症性脂膜炎，和机体的免疫功能异常有关。主要表现为小腿前或整个四肢皮肤的红斑、结节、伴有疼痛及压痛，部分伴发热及关节痛。大多数病例发生在年轻成年女性。女性远多于男性，女男比例约为 4∶1。结节性红斑的发病机制还不完全清楚，多位学者认为与细菌（主要是链球菌）、病毒、真菌、性病性淋巴肉芽肿等感染有关，此外，药物、自身免疫病、肿瘤等也可导致结节性红斑的发生，其中与链球菌有关的比例最高。链球菌感染与结节性红斑的关系已经比较明确，患者通常在咽炎等感染发生后 3 周内发生皮肤结节，可同时伴有抗"O"增高。其急性发病的机制是感染的细菌诱发循环免疫复合物性血管炎、血黏滞度增高、氧自由基等综合作用的结果，抗生素治疗可缩短病程。此外，结节性红斑与结核杆菌感染也有关系，国内

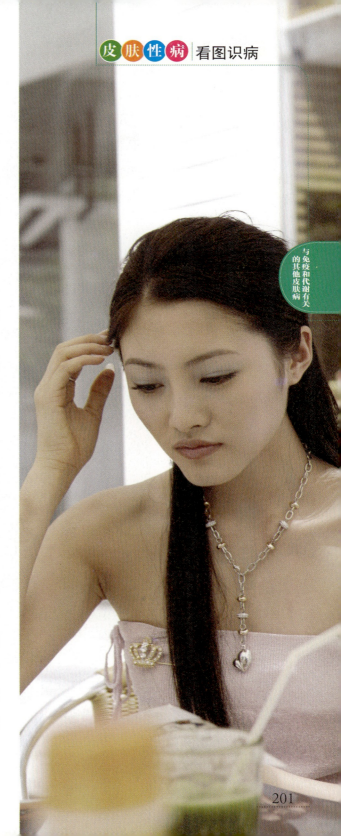

与免疫和代谢有关的其他皮肤病

报道结节性红斑患者中结核杆菌感染率较高，结核杆菌感染引起的结节性红斑可能与免疫复合物介导和细胞介导的免疫机制有关，所以结节性红斑患者常规要做结核菌素试验。结核菌素试验中，人体对结核菌素及其代谢产物的细胞免疫属于第Ⅳ型（迟发型）变态反应，试验强阳性提示体内可能有结核菌新近感染或潜伏活动病灶。

临床表现

本病好发于中青年女性，春秋季好发，皮损为成批出现的红色皮下结节，稍高出皮面，0.5～2厘米直径大小，中等硬度，触之有压痛（见图）。好发于小腿和膝盖伸侧，有时小腿屈侧、大腿、上肢甚至躯干部也可有类似发生。起病时可伴发热和关节痛。结节经2～3周能自行消退，留色素沉着，结节不破溃，愈后不留瘢痕，但本病常复发。

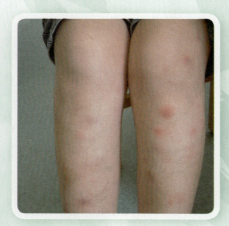

结节性红斑（小腿前多发的皮下结节，触压痛感明显）

预防和治疗

本病虽然发病机制还不完全清楚，但从临床病例分析其病因与病原微生物的感染关系最为密切，因此治疗过程中首先应积极寻找病因和原发疾病，对常见的诱因如上呼吸道感染、结核应针对性地选择治疗药物。常规的抗炎药物如布洛芬、双氯芬酸钠等可缓解疼痛。因结节性红斑患者存在血液流变学异常，且病变轻重与本身血液流变学密切相关，故多选用活血化瘀药物，丹参作为活血化瘀的中药已被证明有改善其血液流变学异常的作用，同时有抗炎、扩血管、促进组织修复等作用。复方甘草酸苷的主要成分为甘草酸，具有抗变态反应、抗炎症和免疫调节作用。其抗炎作用主要是通过选择性地抑制与花生四烯酸发生反应的代谢酶的活性完成的，这使得前列腺素、白三烯等炎性介质无法产生，并抑制肥大细胞释放组胺，这为甘草酸治疗变态反应性疾病提供了重

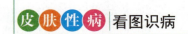

要依据。非甾体抗炎药能迅速缓解炎症引发的疼痛、发热等症状。通过以上治疗病情大多能迅速获得缓解。而对于结缔组织病、白塞病或反复不愈、病情较重者酌情使用皮质类固醇激素、雷公藤多甙等药物，还可辅助应用维生素 C、维生素 E 及物理治疗等。平时注意适当锻炼身体有助于减少结节性红斑的复发。

色素性紫癜性皮病

本病病因不明，静脉高压、运动、重力作用（需要长久站立的工作）、毛细血管脆性增加、局灶性感染和化学物质的摄入等均可诱发，其中药物是最常报告的诱发因素，尤其是在进行性色素性紫癜性皮病，常见药物有对乙酰氨基酚、阿司匹林、二乙代溴乙酰脲、氯氮（利眠宁）、格列本脲（优降糖）、格列吡嗪、肼屈嗪、甲丙氨脂（眠尔通）、双嘧达莫、双密达莫（潘生丁）、利血平、维生素 B_1、干扰素和安宫黄体酮等，接触染料和衣服过敏及摄入乙醇也是常见的诱发原因。

临床表现

有 3 种表现相似的色素性紫癜性皮肤病。

（1）**进行性色素性紫癜性皮炎**：成年男性多见。好发于小腿，也可发展至大腿甚至腰部。开始时为成群的针尖大小红色紫癜，逐渐扩大，中心部专为黄褐色色素沉着，新的皮疹不断出现，形成像撒辣椒粉样密集小斑点，一般无自觉症状，有时有轻度瘙痒，皮疹持续多年不退。

（2）**色素性紫癜性苔藓样皮炎**：40 ～ 60 岁男性多见，好发于小腿下部，为铁锈色苔藓样丘疹，伴有紫癜样皮疹，逐渐融合成斑块，一般均有不同程度的瘙痒。

（3）**毛细血管扩张性环状紫癜**：皮损基本同进行性色素性紫癜性皮炎，但有离心性发展的趋势，形成数厘米直径的环状紫癜样皮疹。有自愈倾向。

治疗

嘱患者少站立，内服维生素 C、芦丁，外用皮质类固醇和他克莫司软膏部分有效。

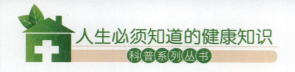
萎缩纹和妊娠纹

临床表现

萎缩纹又名膨胀纹，是某些部位皮肤出现条纹状萎缩凹陷，初起淡红色，日久转为乳白色，无自觉症状。妊娠纹也属于常见的萎缩纹，是怀孕期间出现在孕妇下腹部、大腿、臀部或胸部，呈现紫色或是粉红色的条纹。60% ～ 80% 的孕妇在怀孕时会出现不同程度的妊娠纹。妊娠纹发生的原因尚不完全清楚，一般认为随着胎儿的成长、羊水的增加，孕妇腹部逐渐地膨大，当腹部在快速膨胀的情形下，超过肚皮肌肤的伸张度，就会导致皮下组织所富含的纤维组织及胶原蛋白纤维因经不起扩张而断裂，产生妊娠纹。其他可能的原因还有：青少年身体迅速生长、弹性纤维功能缺陷、皮肤受到快速牵伸以及毒性作用等。萎缩纹的发生可能受两方面因素影响，一是长期系统应用糖皮质激素，抑制真皮结缔组织中成纤维细胞的分裂和纤维细胞的生长，并分解弹力纤维蛋白，使弹性纤维变性；二是低蛋白血症致腹水的形成，对腹部皮肤的快速牵拉伸展，加速了萎缩纹在腹部的发生。并不是每一位孕妇和快速长身体的青少年都会出现妊娠纹和萎缩纹，而

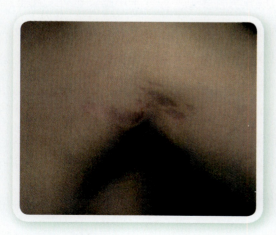

发生在健康青年腋下的萎缩纹，此系正常生长发育导致

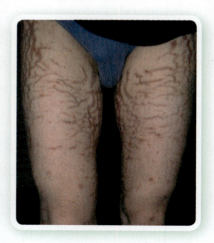

发生在下肢的萎缩纹，此为银屑病患者，大面积、长期使用外用激素导致萎缩纹的发生

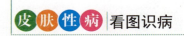

且萎缩纹纹路的深浅和分布的范围，也会因个人的体质、遗传、体重增加的程度等而有所不同。妊娠纹或萎缩纹一旦形成，就会持久存在不能完全消失，但采取适当的措施可以减轻妊娠纹的产生。

预防

（1）**控制体重**：过多脂肪的摄取，不但会囤积在体内，造成产后瘦身的困难，也会在短时间内绷出妊娠纹来。

（2）**勤加按摩**：从怀孕初期即可在医生指导下选择适合孕期的乳液、按摩霜，在身体较易出现妊娠纹的部位，勤加按摩擦拭，可以保湿、滋润肌肤，减少胀大、干痒的感觉，使皮肤的延展性变大。按摩持续到产后3个月，效果会更好。

（3）**均衡摄取营养**：因为糖类是热量的来源，在摄取时，尽量遵守适量均衡的原则。注意蛋白质的充足摄取，让胎儿也能健康地成长。如果担心微量元素摄入不足的话，可以补充综合维生素。

治疗

萎缩纹除了略损美观外，对身体健康是没有影响的。外用维A酸乳膏、他克莫司软膏、多磺酸粘多糖乳膏有利于改善已经形成的萎缩纹，但不能完全消除之。近年来新出现的308准分子激光对萎缩纹有一定的治疗作用，对美观要求较高的人士可以尝试。

寄生虫病妄想症

临床表现

寄生虫病妄想症是一种罕见的原发性精神疾病，属于妄想症躯体妄想型（也称为单症状疑病症精神病）的一种，患者多有皮肤的感觉异常，导致其不断手指搔抓皮肤，或以镊子、小刀挖掘皮肤，以找到和挖掘出患者自认为侵入皮肤的"寄生虫"或"异物"。长期的挖掘导致正常皮肤出现表皮剥脱、结节及溃疡（见图），

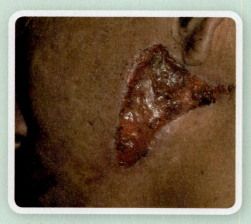

寄生虫妄想症患者，该患者坚持认为自己面部有某种寄生虫寄生，常年反复使用指甲、剪刀挖掘皮肤，试图将寄生虫挖出，导致面部大面积皮肤毁损、缺失

往往导致皮肤形成严重的外观损伤，而患者并不觉得疼痛，这也常常成为患者固执地认为自己真有某种寄生虫感染的依据。患者多根据其症状精心编造复杂的故事，并且用空药瓶或纸张仔细收集挖掘和捉到的各种各样的"寄生虫样品"，这些样品往往是一根衣物纤维、毛发、皮屑、棉绒等，偶尔是患者家中发现的某种真实虫体，这一行为被称为"火柴盒征"（即患者常用火柴盒带来标本）。患者多仔细记录其症状，并在就诊时向医生展示这种"标本"以证明导致其疾病的原因。许多患者都存在性格缺陷、敏感多疑等，时有幻想和幻觉。幻觉常见的如有蚁走感，皮肤出现昆虫爬行、叮咬或螫刺感。此病呈现双峰的年龄分布特点，在青年（男女均可）及老年（大部分为女性）患者中均可出现。寄生虫幻想症还出现继发的精神病，如抑郁和焦虑，严重时可致自杀。

治疗

此病治疗困难，患者对直接指明其属于寄生虫妄想的医生持排斥态度，因此耐心的沟通、和患者建立良好的信任关系显得尤为必要。使用显微镜仔细的检查患者带来的"寄生虫"样品，必要时建议做皮肤病理活检，设法使患者接受妄想症的诊断。治疗妄想最有效的方法是使用抗精神病药物如多虑平、匹莫齐特等，这些药物需要至少服用2~3月，部分患者能逐步减量乃至停药。

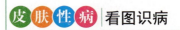

人工性皮炎

临床表现

人工性皮炎是患者为了达到个人的某种意愿，利用物理或化学手段，强行使自己的皮肤受到损伤的一种少见疾病。本症高发于青春后期及成人早期，女性明显多于男性，大多数患者否认自残行为。皮损形态奇怪难以用意外损伤和已知皮肤病解释，有明显的人工损伤特点。仔细与患者亲属沟通后，可以发现自残和自我损伤的线索，有助于做出人工性皮炎的诊断。

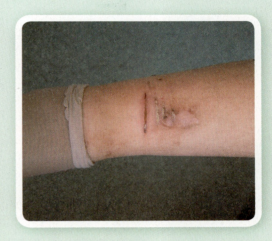

发生在小腿前的人工皮炎，患者否认自残皮肤，个性孤僻，从家人了解到患者使用各种工具自伤皮肤，此系小刀自伤

治疗

损伤的皮肤适当使用抗感染制剂预防感染。此病的根源是心理障碍，因此很难彻底纠正。适当的心理疏导有利于纠正患者的心理及精神异常状态，患者家属也要给予其足够的宽容态度配合治疗，避免患者情绪上出现波动。平时，家属还应勤为患者剪指甲，应使其远离尖锐的刀具、开水、刺激性的化学物品等。

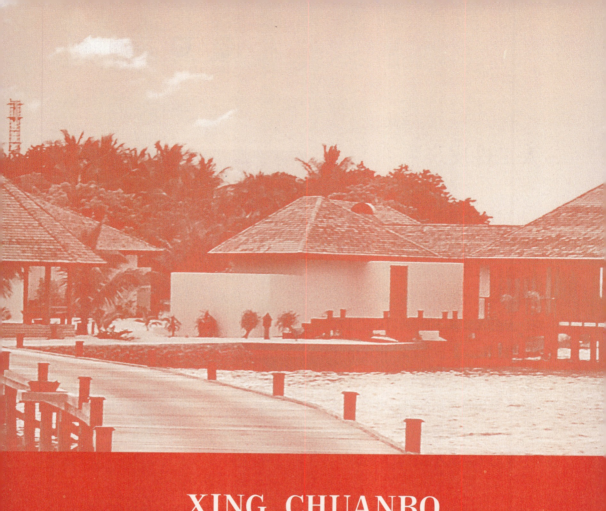

XING CHUANBO
JIBING

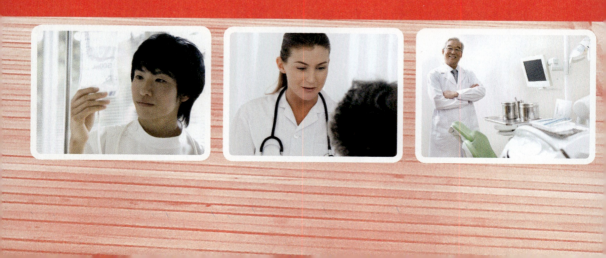

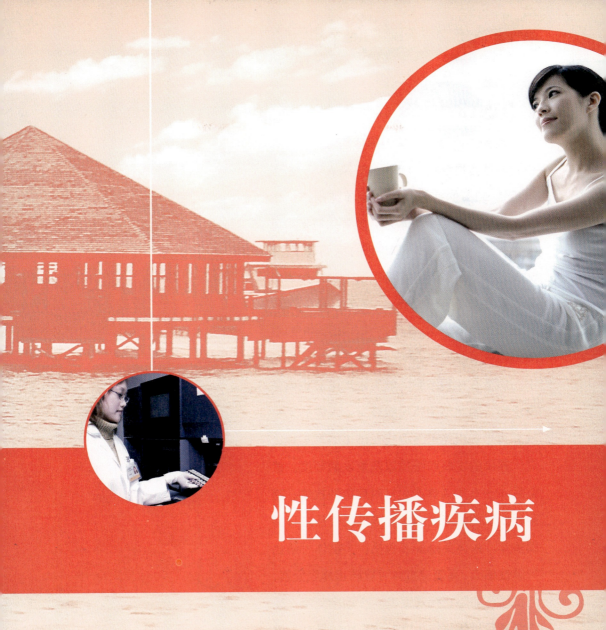

性传播疾病

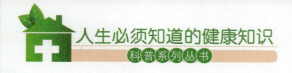
生殖器疱疹

生殖器疱疹是由单纯疱疹病毒（HSV）引起的性传播疾病。HSV 只感染人类。生殖器疱疹 90％的病原体为 II 型单纯疱疹病毒(HSV-II)，10％病原体为 I 型单纯疱疹病毒(HSV-I)。HSV-I 和 HSV-II 的病毒基因有 50％的同源性。两型病毒的生物学、血清学和致病性有所不同。HSV-I 主要引起口、咽、鼻及皮肤感染，即单纯疱疹。HSV-II 则主要引起生殖器疱疹。HSV 潜伏于神经节细胞中，病毒在神经细胞内能有效地逃避机体免疫杀伤，因此感染将持续终身。人体的免疫状态将影响机体是否得病及感染的严重性、潜伏感染的发展和维持以及复发的频度。感染后 4～6 周人体产生针对病毒的抗体，感染后出现的体液或细胞介导的免疫反应可持续多年。人体免疫应答包括：①抗体可防止持续性感染，高滴度抗体可以防止神经受累，但抗体不能阻止病毒复发。②细胞免疫：感染病毒后机体将产生针对病毒的特异性 T 淋巴细胞，T 细胞免疫反应是机体的重要抗病毒保护机制，这种类型的 T 淋巴细胞免疫强弱直接决定了感染后疾病的严重程度和疾病的复发频率。虽然感染病毒后人体可以产生

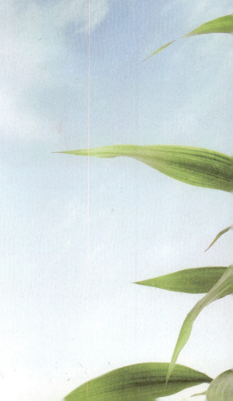

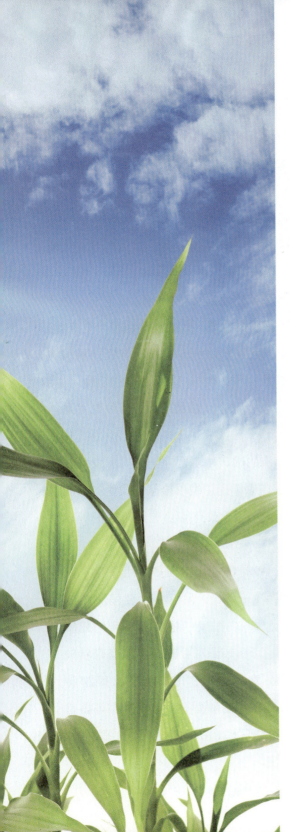

针对病毒的免疫反应，但此种免疫反应不足以完全清除病毒，因此生殖器疱疹病毒的感染将持续终生。患者和无症状病毒携带者均是传染源，主要通过性交时皮肤黏膜的直接接触而传染，在皮损的水疱发生到消退时期传染性最强，精液、阴道分泌物亦可带有病毒，性生活频率愈高，感染的可能性愈大，新生儿疱疹的来源主要是母亲的生殖道。生殖器疱疹在一些国家的发病率很高，接近于淋病，欧美报道的患者人数逐年上升，其中某些地区已超过淋病。但近年来本病在我国性病病种构成中所占比例有增加趋势，占我国性病的第 5 位。

临床表现

（1）首次感染生殖器疱疹后大多数人都无症状，表现出症状的感染只占少数：感染后的潜伏期 1～40 天，平均 6 天。最初表现为一个或多个红色小丘疹，迅速变成单个或群聚的小水疱，有烧灼痛。水疱可变为脓疱、糜烂、结痂，或形成浅溃疡。平均病程 3～4 周。男性好发于龟头、包皮、冠状沟、阴囊、尿道口、阴茎体（见图：男性生殖器疱疹）；女性好发于大小阴唇、阴阜、阴蒂，可以形成浅表的多个溃疡（见图：女性生殖器疱疹），70％～90％患者同时侵犯子宫颈，一般表现为阴道炎，宫颈红肿、溃疡、阴道分泌物多。绝大部分患者腹股沟淋巴结可肿大和有压痛，1～2个月后才消退。

发疹前后可有头痛、发热、全身不适及肌痛，有些患者可伴发咽炎、无菌性脑膜炎、骶部自主神经功能障碍，可有颈项强直、头痛畏光、排尿困难、大便无力、肛周感觉消失，多在发病后3～12天出现。

（2）复发性生殖器疱疹一般在第一次感染的生殖器疱疹消退后1～4个月内发生，表现有明显的个体差异，从完全无症状的排毒、轻度发病到有严重症状。多数患者第1年复发5～8次，以后减少，症状和体征均较原发者轻，平均病程6～12天。约1／2复发者虽有前驱症状但不出现损害，称假性前驱，可能系免疫功能较强的缘故，复发多在醉酒、劳累、熬夜、感冒或女性月经期等身体免疫力低下时发生。

（3）生殖器疱疹和妊娠孕妇生殖器疱疹的临床表现同非孕者。原发性生殖器疱疹的母亲可在妊娠的最后3个月发生宫内感染，原发感染孕妇发生的可能性约50％，复发者为8％，一旦感染预后不良，可导致死胎、流产、畸形等，确诊为生殖器疱疹的孕妇应行剖宫产。

（4）新生儿感染多发生于早产儿，出生后3～30天发病，主要侵犯皮肤黏膜和（或）内脏，中枢受累率和病死率非常高。诊断较困难，临床症状有带状分布疱疹、癫痫发作、出血素质、肝脾肿大等，可分为播散型（肝、肾上腺等器官受累）和局限型（中枢神经系统、眼、皮肤、

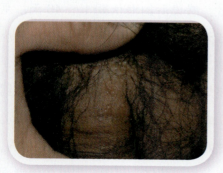

男性生殖器疱疹（阴茎根部群集小水疱）

口腔受累）两类。播散型病死率非常高，中枢神经系统感染的新生儿只有不到10%能正常生长发育。

（5）男性同性恋者的HSV-Ⅱ感染肛周直肠可发生水疱与浅溃疡，部分患者可有肛门直肠痛、便秘、里急后重、骶部感觉异常等。直肠镜检可在直肠远端10厘米内发现溃疡。

诊断及鉴别诊断

根据有婚外性行为或配偶感染史及其他密切接触史，潜伏期3～5天以及典型症状和体征，可作出诊断。有条件者可做病毒分离、Tzanck细胞涂片、电镜、检测病毒抗原等实验室检查。

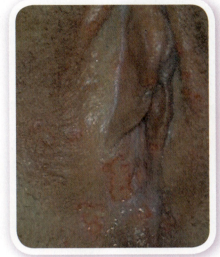

女性生殖器疱疹（外阴皮肤浅表溃疡形成）

治疗

原发性生殖器疱疹用泛昔洛韦0.25克，口服，每天3次，共7天；复发性者根据病情可延长治疗时间，亦可试用更昔洛韦，联合使用免疫调节剂如干扰素、匹多莫德等可以减少复发。局部治疗：保持外生殖器清洁和干燥，可涂干扰素凝胶或3%酞丁胺霜。

预防

避免发生婚外性行为，使用安全套可在一定程度上防止生殖器疱疹的传播。

尖锐湿疣

尖锐湿疣（CA）系由人类乳头瘤病毒（HPV）感染所致的生殖器、会阴和肛门部位的表皮瘤样增生。本病主要通过性接触传染。儿童生殖器、肛门疣和喉乳头瘤病的发生与患生殖器疣母亲分娩时感染有关。少数情况下可以通过间接物

性传播疾病

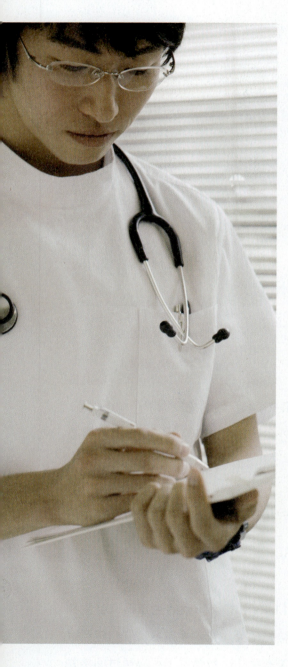

体如污染的浴巾、浴缸等传染。患者性伴2/3会出现本病，潜伏期平均为2～3月。目前尖锐湿疣在全世界发病率增高，成为性病中最常见疾病。新中国成立初期极少见，近年来却迅速增加，成为仅次于淋病的性传播疾病。本病与生殖器、肛门癌的发生有一定关系，加之亚临床感染多，易于复发，故日益受到人们的重视。

临床表现

（1）普通的 HPV 感染： 尖锐湿疣多见与性活跃的青、中年男女，发病高峰年龄为20～25岁，男女患病之比为0.8∶1。潜伏期3周到8个月，平均3个月左右。最常发部位，男性依次为冠状沟、龟头、包皮、系带、尿道、阴茎体和阴囊等处（见图）。男性同性恋者可发生在肛周和肛管内（见图）。和携带病毒的女性口交容易发生尿道口内感染（见图）；女性依次为大小阴唇、处女膜残端、尿道口、下联合、子宫颈、阴道壁、肛周、阴阜等（见图），偶见外阴和肛周以外部位的腋窝、趾间、乳房下、口腔等。尖锐湿疣初起为小而柔软的淡红色小丘疹，顶部稍尖，渐次增大、增多，融合成乳头状，菜花状或鸡冠状增生物，故损害形态、大小不一，疣表面比较粗糙，呈灰白色或粉红色，可因摩擦或浸渍而破溃、渗出、出血或感染，可伴有痒感。巨大型损害又称 Buschke–Loewenstein 肿瘤（见图），临床上表现为疣状或菜花型，生长迅速，可以发生坏死和感染，形态颇似癌，而组织病理为良性改变。此型与 HPV6 有关，临床不易与鳞状细胞癌区别，故也称癌样尖锐湿疣，少数可恶变。妊娠期尖锐湿疣生长快，分娩后又逐渐缩小，可能与体内雌激素水平变化有关。新生儿和儿童可经患病母亲产道或与患病父母共浴而感染。

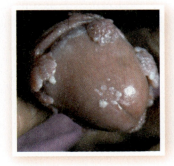

男性尖锐湿疣，典型的菜花样新生物

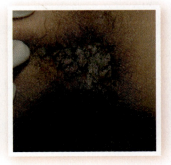

男性同性恋肛周尖锐湿疣

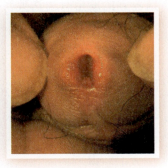

口交致尿道口内尖锐湿疣

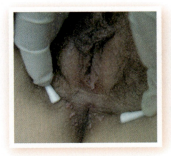

女性尖锐湿疣，阴道口和肛周的菜花样新生物

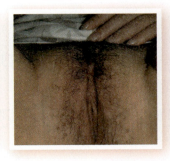

女性尖锐湿疣，外阴寻常疣样新生物

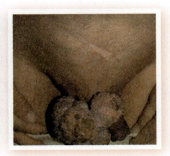

巨大尖锐湿疣

（2）**潜伏的 HPV 感染**：通常指临床上肉眼不能辨识的病变，但用3% ～ 5% 醋酸液局部外涂或湿敷5 ～ 10分钟HPV 感染区域发白，即所谓"醋酸白实验"。潜伏的 HPV 感染，可以单独存在，也可以与典型的尖锐湿疣同时发生，目前认为肉眼可见疣状增生的尖锐湿疣仅是 HPV 感染的一部分，大多数 HPV 感染部位表现为弥漫性上皮增生灶，只有用醋酸白试验才能证实，大多数宫颈 HPV 感染是亚临床，肉眼可见的宫颈尖锐湿疣并不多见。

（3）**HPV 感染和肿瘤的关系**：大规模的临床调查研究表明，尖锐湿疣同生殖器癌的发生有密切关系。根据 HPV 与宫颈癌的关系可将其分为两大类型：低危型主要指HPV6、11 型，高危型指 16、18 型。50% 以上的宫颈癌损害中可以检测到 16、18 型 HPV。外阴部尖锐湿疣经过5 ～ 40 年后可能会转化为鳞状细胞癌，有 15% 的阴茎癌，5% 女阴癌及某些肛门癌是在原有尖锐湿疣的基础上发生的。

诊断

大多数尖锐湿疣经肉眼观察，在生殖器、会阴、肛门部位发现有乳头状、菜花状或鸡冠状增生物，结合不洁性交史就能作出初步诊断，可疑时可借助醋酸白、病理确诊。

治疗

尖锐湿疣的治疗原则是去除肉眼可见的疣体，减少复发。

二氧化碳激光或高频电刀适用于各种疣的治疗，术后应注意出血和创面感染。对有蒂的、大的疣体可手术切除。辅助治疗：使用干扰素、转移因子、匹多莫德等可以减少复发概率。

预防

避免发生婚外性行为，必要时使用安全套，注意洗浴具及内衣裤清洁卫生，避免通过物品间接传染。

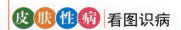

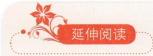

阴茎珍珠样丘疹不是病

阴茎珍珠样丘疹好发于青春期后的男性青年，临床表现为龟头、冠状沟部位一排或数排米粒或针尖大小的丘疹，直径 1~2 毫米，外观类似珍珠或米粒，故叫珍珠样丘疹。少数人的包皮系带两侧还长有 1~3 个对称性类似丘疹。阴茎珍珠状丘疹的特点是长成后外观恒定，触之不出血（尖锐湿疣触之易出血），无自觉症状，可终身存在。阴茎珍珠状丘疹是一种生理发育上表皮变异，不是病，没有必要治疗。有文献报道，20%~30% 的男性长有阴茎珍珠状丘疹。但目前仍然有不少人对此一知半解，尤其是有过不安全性交史的人，常常把阴茎珍珠状丘疹误认为是尖锐湿疣，从而造成极大的心理恐惧，甚至因此而上当受骗。因此，当发现阴茎有类似丘疹时先不要惊慌，要找医院的皮肤科大夫确诊。

性传播疾病

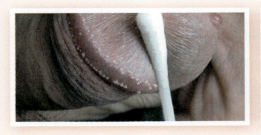

阴茎珍珠样丘疹，白色、肤色细小丘疹，互不融合，沿龟头后缘冠状沟排列两行

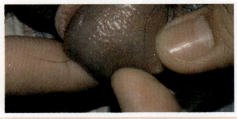

发生在龟头的皮脂腺异位症，龟头见密集的细小黄白色颗粒

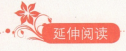

发生在龟头的皮脂腺异位症属于生理发育异常

皮脂腺异位症是一种常见的皮脂腺疾病，由 Fordyce 于 1896 年首先描述，故又称 Fordyce 病。顾名思义，皮脂腺异位就是皮脂腺出现在正常情况下本来不应该出现的部位。在正常情况下人的唇红、龟头等这些没有毛发的部位是没有皮

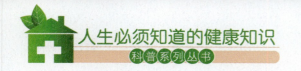
脂腺的，如果这些部位长出皮脂腺，就称为皮脂腺异位症。皮脂腺异位常发生于口腔，也可见于阴茎、包皮、龟头、阴唇黏膜等部位，男性相对多见。皮疹特点为直径1~3毫米大小、半球形稍高起的黄白色丘疹，质地柔软，密集而不融合，尤其在皮肤被拉紧时皮疹更明显。挤压皮疹无内容物排出。好发部位：女性在大阴唇内侧、阴蒂；男性则发生在阴茎、包皮皮肤（见图）。在组织病理学上特征性的表现是小而成熟的皮脂腺小叶包绕着皮脂腺导管。皮脂腺异位症无自觉症状，故不需要治疗。

淋病

　　淋病是最常见的性病，是由淋球菌感染导致的泌尿生殖器系统化脓性炎性疾病，主要通过性交传染。淋病在我国流行很久，公元前2～3世纪的《黄帝内经·素问》即有对类似淋病症状的描述。新中国成立前淋病是仅次于梅毒的第二大性病，新中国政府重视性病的防治工作，当时主要是针对梅毒，结果在20世纪60年代基本消灭了梅毒，同时淋病也随之下降。据北京医学院报告，淋病在门诊所占的比例由1949年的5.5%，下降到1952年的0.92%，到20世纪70年代医院门诊已看不到淋病。只是近些年淋病才再次由境外传入我国大陆（1979年）。其后20多年里，淋病遍及全国，成为患者人数最多的性病，约占性病总数的60%～70%，并且由于耐药菌株的出现，给防治和控制本病带来严重困难。导致淋病的淋球菌于1885年分离培养成功。人类是淋球菌唯一感染目标，淋球菌对动物无致病能力，说明人类天然缺乏杀灭淋球菌的免疫能力。20世纪80年代开始对淋球菌的分子生物学及发病机制作了详尽研究，希望从免疫学方面来控制淋病，但至今尚未成功。

临床表现

　　成人的淋病主要通过性交传播，感染的危险性随着性伴的数目及性活动的次数增加。由于生理结构的不同，女性较男性更易感染淋病，与男性患者一次无保护性接触，女性可有 50% 的感染机会。而男性与女性患者一次无保护性接触，感染的机会只有 20%。污染物间接传播在女性有一定意义。污染的毛巾、尿布、肛表、卧具、浴盆、厕所坐板及护理人员的手可引起幼女淋病。母婴传播包括淋球菌由宫颈上行，引起羊膜腔内感染，造成流产、早产。新生儿经过患病母亲产道时可发生眼结膜的感染。

（1）**男性淋病**：成人感染淋球菌后的潜伏期为 1～14 天，常为 2～5 天。初起尿道口红肿，发痒及轻微刺痛，有稀薄透明黏液流出（见图：淋病），并有尿道刺激症状，如尿痛、排尿困难。尿痛在排尿开始时明显，入夜阴茎常有痛性勃起。少数病例有微热及疲乏症状，两侧腹股沟淋巴结亦可受感染

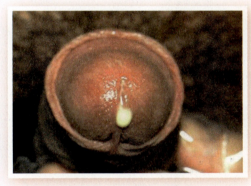

男性淋病（尿道口黄色脓性分泌物）

而引起红肿疼痛，甚至化脓。有 1%～5% 患者无症状。淋菌性尿道反复发作时，黏膜下层炎症后形成瘢痕，引起尿道狭窄。另外，治疗不及时可发生合并症如包皮腺炎、尿道旁腺炎、尿道球腺炎，上行蔓延可造成前列腺炎、精囊炎、输精管炎和附睾炎。此时尿道口有少量分泌物，检查前列腺均匀增大，有压痛。患附睾炎时，附睾有肿大和触痛。输精管阻塞可导致不育，但少见。

（2）**女性淋病**：女性感染症状不如男性有特异性。女性淋球菌感染主要部位是子宫颈，表现为阴道分泌物增多，宫颈红肿糜烂，有分泌物，有触痛及性交时疼痛，偶有腰痛及下腹痛。如感染尿道，则有尿频、尿痛及排尿烧灼感，尿道口红肿，可见少量脓性分泌物。与男性淋病患者相比，80% 的女性患者症状轻微或无症状，但她们是淋病的传染源。

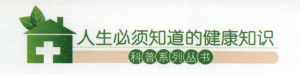

诊断

诊断依据病史、症状和实验室检查来确定。患者的性生活史对淋病的诊断有很大的参考价值，患者有无婚外性行为，性伴人数，性接触的频度，患者及其性伴是否患过性病，以及此次患病的潜伏期是否符合淋病规律。在间接传播方面，注意与淋病患者共用物品史。临床表现应符合上述淋病的各种症状和体征。医院检查包括涂片、培养检查淋球菌、药敏试验及 PPNG 测定。

鉴别诊断

淋菌性尿道炎应与非淋菌性尿道炎鉴别（见表），还应与念珠菌、滴虫所致生殖器感染相鉴别。

淋菌性尿道炎和非淋菌性尿道炎鉴别表

症　　状	淋菌性尿道炎	非淋菌性尿道炎
潜　伏　期	2～3 天	7～21 天
尿道分泌物	量多、脓性	少或无、稀薄黏液
尿痛、排尿困难	多见	轻或无
全身症状	偶见	无
细胞内 G－双球菌	＋	－
病原体培养	G－双球菌	沙眼生物变种或解脲脲原体

治疗

淋病的治疗要及时、足量、彻底，根据不同的病情采用不同的方法。一般首选二、三代头孢类药物，对头孢过敏者可选择红霉素族替代。无合并症淋病常规使用单次大剂量给药方法，以使血液内有足够的浓度杀死淋球菌；有合并症淋病则应连续每天给药，保持足够的治疗时间，同时还应针对 PPNG 和 N－PPNG 感染进行治疗。

治疗效果判断

治疗结束后第四天、第八天复查。如临床症状消失，尿液清晰，不含淋丝，前列腺按摩液或宫颈分泌物涂片及培养检查淋球菌连续 2 次阴性，可判治愈。

非淋菌性尿道炎

非淋菌性尿道炎又称非特异性尿道炎，是指通过性传播的一种尿道炎，尿道炎症状明显，但尿道分泌物中查不到淋球菌就归类于非淋菌性尿道炎。此种尿道炎已知主要由沙眼衣原体和支原体引起，过去将淋病患者经治疗后症状持续不消失而淋菌检查阴性的称为淋菌后尿道炎，实际上就是衣原体和支原体所致的非淋菌性尿道炎。非淋菌性尿道炎可以与淋病同时发生

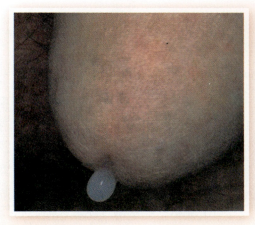

非淋菌性尿道炎（早晨尿道口可挤出稀薄的乳白色分泌物）

或交叉感染，在性病中占有重要地位。在欧美国家，本病的发病率超过了淋病。在我国，本病有逐年增加的趋势，目前占报告病例总数，仅次于淋病和尖锐湿疣，占第 3 位。

病因

40% ～ 50% 的非淋菌性尿道炎由沙眼衣原体沙眼生物变种，20% ～ 30% 由支原体解脲脲原体引起，少见的情况下单纯疱疹病毒、阴道滴虫、白色念珠菌等也可以成为致病原因。

（1）沙眼衣原体：衣原体是非常特殊的微生物，寄生在人体细胞内，呈球形，有特殊的生长周期，是沙眼的病原体，其中的某些生物变种如 D ～ K8 种血清型

是非淋菌性尿道炎的病原体。衣原体对热敏感，在56～60℃经5～10分钟死亡，0.1%甲醛、0.5%石碳酸短期内可将其杀死。

（2）支原体：支原体是目前所知能在无生命培养基中生长繁殖的最小微生物，形态多样，基本为球形和丝形。其中的解脲脲原体是导致非淋菌性尿道炎的致病微生物，有分解尿素成氨的性能，对细胞有毒害作用。因无细胞壁，对干扰细胞壁的抗生素和青霉素等耐药，对热抵抗力差，55℃时经5～15分钟死亡，石碳酸、来苏儿易将其杀死。

临床表现

非淋菌性尿道炎的好发年龄为20～30岁，主要通过性接触传播，成年男性以尿道，女性以宫颈为感染部位。新生儿则由母亲生殖道分娩时感染，新生儿主要引起结膜炎和肺炎。本病潜伏期为1～5周，通常7～21天，另有很多病人长期保持无症状感染。

（1）男性非淋菌性尿道炎

1）症状：非淋菌性尿道炎的病状与淋菌性尿道炎相似，但程度较轻。有尿道刺痒、烧灼感和排尿疼痛，少数有尿频。尿道口轻度红肿，特别是在早晨尿道口可有少量稀薄的分泌物。部分患者无症状，约有50%的患者早期被忽略或误诊，部分患者自始至终无症状。有10%～20%的患者同时发生淋病双重感染。

2）合并症：①附睾炎。感染沿输精管蔓延至附睾，典型症状为尿道炎与附睾炎并存。较常见者为急性附睾炎，多为单侧，常由沙眼生物变种引起。②前列腺炎。亚急性前列腺炎较常见，慢性前列腺炎可无症状或有会阴钝痛、阴茎痛。③Reiter氏综合征。0.8%～3%的非淋菌性尿道炎患者发生，男性较女性多见。包括尿道炎、多发性关节炎及结膜炎，患者多有HLA-B27。

（2）女性泌尿生殖器感染：多以宫颈为中心扩散到其他部位。

1）黏膜脓性宫颈炎：表现有白带增多，子宫颈水肿或糜烂，但临床症状不明显。

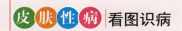

2）尿道炎：尿道灼热或尿频，检查尿道口充血、微红或正常，挤压尿道分泌物溢出，不少患者无任何症状。

3）盆腔炎：包括输卵管炎、子宫内膜炎。本病可致宫外孕或不育。

（3）新生儿结膜炎、肺炎：经产道感染，有沙眼生物变种宫颈炎的产妇，其新生儿40%～50%可患眼结膜炎，多在生后5～14天内出现；新生儿肺炎多发生在出生后2～3周，但大多在6周时才确诊。从结膜、鼻咽、气管分泌物可分离出D～K型沙眼生物变种。

诊断

（1）临床诊断：有不洁性交史，有尿道、阴道分泌物及排尿灼痛，取尿道、宫颈分泌物涂片和培养检查淋球菌阴性，尿道分泌物涂片在1000倍显微镜下查见多形核白细胞＞5个，可初步诊断为非淋病性尿道炎。

（2）实验室诊断：非淋菌性尿道炎的确诊要依靠实验室检查：①沙眼生物变种检查方法是将患者的标本用放线菌酮处理的McCoy细胞作组织培养检查，亦可用酶联免疫或免疫荧光直接检测标本中的病原体抗原。聚合酶链式反应（PCR）敏感性和特异性均好，可用于对高危人群的筛检。②解脲脲原体检查包括培养、生化试验及血清学鉴定。

鉴别诊断

应与淋菌性尿道炎相鉴别，在临床上，两病的症状和体征只有量的不同而无质的差异。一般来说，淋病分泌物是脓性，量多，常伴有明显的尿痛等尿道刺激组织。淋病的发病也更急些，患者常在组织出现4天后就诊。比较而言，非淋球菌性尿道炎的症状和体征较轻，发病也不很急，但准确的鉴别诊断有赖于实验室检查。

治疗

非淋菌性尿道炎要及时检查病原体，针对病因治疗。如条件不够，不能做

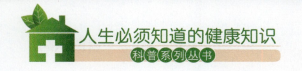
衣原体和支原体检查时，应凭经验用广谱抗生素治疗。本病治疗疗程较长，其方案如下。首选对衣原体、支原体有效的药物（如强力霉素、红霉素、美满霉素等），连续使用2周。

判愈标准与随访

治疗结束一周应随访复查。治愈标准是症状消失，尿道分泌物涂片多形核白细胞 ≤ 4 个。性伙伴应同时治疗。

梅毒

梅毒是由梅毒螺旋体引起的一种慢性传染病，主要通过性交传染。梅毒的来源仍有争论，但多认为来源于美洲：1493 年哥伦布发现新大陆，其水手从西印度群岛上感染了梅毒；哥伦布于 1497 年回到欧洲，水手带回的梅毒迅速蔓延到整个欧洲；约 1498 年，梅毒传入印度。据李时珍所著《本草纲目》记载："杨梅疮，古方不载，亦无病者，近时起于岭南，传及四方。"说明梅毒是从国外传入广东之后，向内地传播的，同时也证明在 16 世纪前我国不存在梅毒。新中国成立前我国梅毒流行猖獗，估计有梅毒患者近 1000 万人。新中国建立后，由于社会制度的巨变和政府十分重视性病防治工作，梅毒在 20 世纪 60 年代基本消灭。到 20 世纪 80 年代再次发生和流行，1991 年报告病例数为 1870 例， 1995 年 11336 例， 1997 年 33668 例，呈明显增多趋势。我国防疫工作者从 1986 年 6 月起在深圳口岸开展对性病的监测，在检查 20244 份血清标本中，发现 31 例梅毒类抗体反应素阳性，均为来自出入境交通员工（香港司机）和来华居住的外国人，提示改革开放后我国梅毒和其他性病的死灰复燃主要自境外传入，并在我国流行。

梅毒螺旋体是细小的螺旋状微生物，在实验室观察时因不易被染色剂着色，在显微镜下呈现出苍白的外观，又称苍白螺旋体。螺旋体为厌氧微生物，离开人体不能生存，不耐热，41℃可存活2小时，100℃立即死亡，但耐寒力强，0℃冰箱可存活超过48小时，−70℃保存的螺旋体数年后仍具有传染性。干燥、阳光、肥皂水和一般消毒剂很容易将螺旋体杀死。梅毒螺旋体除了感染人类外可以在实验室条件下感染家兔，建立动物感染模型有利于对其感染发病机制的研究，非活体的人工培养于1981年在棉尾兔单层上皮细胞上获得成功。

传播方式

梅毒螺旋体大量存在于皮肤黏膜损害表面，也见于唾液、乳汁、精液、尿液中。主要通过性交由皮肤黏膜微小的破损处传染，早期梅毒最具传染性。患梅毒孕妇在妊娠4个月可使其通过胎盘感染胎儿造成先天梅毒。在极少见的情况下，接吻、哺乳、接触患者污染的衣物、毛巾、食具或经医疗器械和输血也可传染。

发病机理和过程

梅毒螺旋体从破损的皮肤黏膜进入人体后，一方面在皮肤黏膜下繁殖，另一方面迅速侵入附近淋巴结，在2～3日经血液循环播散全身。经过2～4周的潜伏期，在入侵部位发生炎症反应，称为硬下疳，如不治疗经3～6周硬下疳会自然消失。硬下疳存在的时期为一期梅毒。此后机体产生抗体，螺旋体大部分被杀死，硬下疳消失，进入无症状的潜伏期，此即一期潜伏梅毒。未被杀灭的螺旋体仍在机体内潜伏和繁殖。经6～8周，大量螺旋体再次进入血液循环引起二期早发梅毒，皮肤黏膜、骨骼、眼等器官及神经系统受损。二期梅毒的螺旋体最多，随着机体免疫应答反应的建立，抗体大量产生，螺旋体又大部分被杀死，二期早发梅毒亦自然消失，再进入潜伏状态，称为二期潜伏梅毒。此时临床上虽无症状，但残存的螺旋体仍隐藏于组织或淋巴系统内，一旦机体抵抗力下降，螺旋体再次进入血液循环，发生二期复发梅毒。以后随着机体免疫的消长、病情活动与潜伏交替，约 2 年后进入晚期梅毒。晚期梅毒除侵犯皮肤黏膜、骨骼等处外，尤其侵犯心血管、神经系统。少见的情况下有部分患者梅毒血清滴度下降，最后阴转而自然痊愈。以上是未经治疗梅毒的典型变化，但由于免疫差异与治疗影响，临床表现并不完全相同，有的患者可终身潜伏，有的仅有一期而无二期，或仅有三期梅毒症状。

临床表现

梅毒根据传播途径可分为后天梅毒和先天（胎传）梅毒，又可根据病情的发展分为早期梅毒和晚期梅毒。

后天梅毒

（1）一期梅毒

1）硬下疳：不洁性交后 2～4 周，于梅毒螺旋体在入侵部位发生的炎症反应，

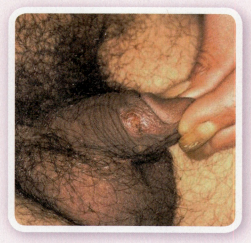

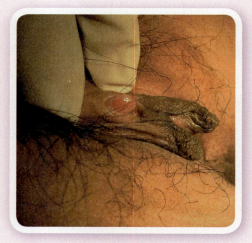

一期梅毒硬下疳（发生在包皮的溃疡，触摸时溃疡周围质地坚硬，没有疼痛）

一期梅毒硬下疳（女阴结节表面有轻微破损溃疡，没有疼痛等自觉症状）

90%发生在外生殖器。男性发生在阴茎的冠状沟、龟头、包皮、系带上；男性同性恋常见发生于肛门、直肠等处。女性发生在大小阴唇、阴唇系带、子宫颈上。生殖器以外见于唇、乳房、舌、手指等处。硬下疳初起为一小红斑或丘疹，很快破溃或形成溃疡。典型的硬下疳呈圆形或椭圆形，直径1～2厘米，边界清楚，周围堤状隆起，绕以红晕，基底呈肉红色，上有少量渗出物，内含大量梅毒螺旋体，传染性很强。硬下疳约经4周左右可不治而愈，留下浅表瘢痕。硬下疳最突出的特点是：发生明显的结节和溃疡、没有疼痛感、结节触摸时感觉质地较硬，一段时间后不治自愈。

2）腹股沟淋巴结肿大：硬下疳出现1～2周后，发生腹股沟淋巴结肿大，手指大小，常为单侧，不痛，较硬。表面无炎症，不化脓，称梅毒横痃。

3）梅毒血液检查：硬下疳发生2～3周后开始阳性，7～8周后全部阳性。

4）一期梅毒的诊断依据：①有不洁性交史，潜伏期约3周；②典型症状如发生在外生殖器单个无痛的硬下疳；③实验室检查分为暗视野显微镜检查（硬下疳处取材查梅毒螺旋体），如梅毒血清试验。

（2）二期梅毒

二期梅毒一般发生在感染后7～10周或硬下疳出现后6～8周。梅毒螺旋体通过血行播散全身，传染性大，以皮肤黏膜损害为主，少见的情况下可以发生骨骼、感觉器官及神经损害。

1）皮肤黏膜损害：可分为二期早发梅毒疹和二期复发梅毒两类。

皮疹：种类甚多，无自觉症状，或仅有轻微瘙痒。可分为①斑疹或玫瑰疹：为二期梅毒最早出现的皮疹。圆形或椭圆形的玫瑰色斑疹，直径1～2厘米，不相融合，无任何痛痒，常

二期梅毒疹（身体淡红色斑疹，无任何自觉症状）

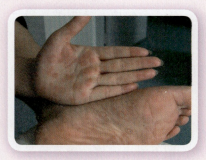

二期梅毒疹（手足、掌心淡红色斑疹，无任何自觉症状，是梅毒特有的症状）

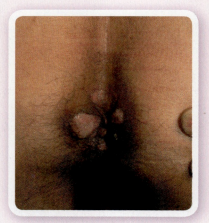

二期梅毒（发生在肛周的扁平斑块，表面污浊，称为扁平湿疣）

在躯干前面和侧面，四肢近端侧出现，皮疹在2～3周消退。②斑丘疹：直径1厘米大小，紫红，分布与玫瑰疹相同，但消退较慢。③丘疹：最多见。可分为大丘疹与小丘疹两种。大丘疹直径0.5～1厘米，为半球形浸润丘疹，暗褐色到铜红色，可有鳞屑，好发于躯干两侧、四肢屈侧、掌跖等处。其特殊类型为扁平湿疣，常在皱褶多汗部位，如肛门、外阴。初为表面湿润的丘疹，继而由湿性丘疹扩大或融合而成扁平湿疣。其形态为基底宽而无蒂，直径1～3厘米，扁平或分叶的疣状损害，周围有暗红色浸润，自觉灼热、瘙痒。表面糜烂渗液，内含大量螺旋体。小丘疹称梅毒性苔藓，粟粒大小，褐红，群集呈苔藓样。④脓疱疹：甚少见。多为营养不良，身体衰弱者出现此损害。脓疱疹形态有痤疮样、痘疮样、脓疱疮样、蛎壳样等。

梅毒性秃发：发生较晚，多在6个月后，为0.5厘米左右的秃发斑，呈虫蛀状，这是毛囊梅毒性浸润所致，常见于颞部、顶部和枕部，亦可见于睫毛和外1/3眉毛，可自愈。

梅毒性白斑：为圆形或椭圆形色素减退斑，好发于颈部，女性多见。

黏膜白斑：见于口腔或生殖器黏膜，表面糜烂呈灰白色，含梅毒螺旋体极多。

2）梅毒性骨膜炎与关节炎：骨膜炎常见于长骨，关节炎发生在大关节，皆可引起疼痛，休息时和夜间加重。

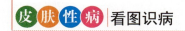

3）全身淋巴结肿大：发生率为 50% ～ 85%，淋巴结硬肿不痛，不化脓，不破溃。

4）其他：二期梅毒尚可发生眼梅毒如虹膜睫状体炎或中枢神经系统损害（如脑膜炎）。

二期复发梅毒：第一批出现的皮疹为二期早发梅毒。皮疹经 2 ～ 3 个月后可自行消退，在 1 ～ 2 年内又复发者称二期复发梅毒。多因治疗不彻底或免疫力低下所致。二期早发梅毒疹一般数目较多，皮损较小，分布对称，好发于躯干和四肢。二期复发梅毒疹与二期早发梅毒疹相似，但数目较少，皮疹较大，形状奇异，常呈环形、半月形、蛇行形、花朵形，分布不对称，好发于前额、口角、颈部、外阴、掌跖等处。

二期梅毒诊断依据：①有不洁性交、硬下疳史；②多种皮疹如玫瑰疹、斑丘疹、丘疹、湿丘疹、扁平湿疣、脓疱疹，以及黏膜斑，虫蛀样脱发，全身不适，淋巴结肿大；③实验室检查：在扁平湿疣，黏膜斑处取材，在暗视野显微镜下找到梅毒螺旋体；梅毒血清试验强阳性。

（3）三期梅毒（晚期梅毒）

发生在感染后 2 年，约占未经治疗梅毒患者的 40%，其中 15% 患者发生良性梅毒（非致命部位如皮肤黏膜、骨骼）；10% ～ 25% 为心血管梅毒；10% 为神经梅毒。发生的原因为早期未经治疗或治疗不彻底。在皮肤损害中，梅毒螺旋体极难找到，但动物接种可为阳性，因此本期传染性弱或无传染性，但对身体组织破坏性大，如重要器官系统受累，则可造成残废和死亡。

1）皮肤黏膜损害：皮损特点是数目少，分布不对称，自觉症状缺如或轻微。主要有结节性梅毒疹和树胶肿。

结节性梅毒疹：损害好发于头部、肩部、四肢，为一群直径 0.3 ～ 1.0 厘米

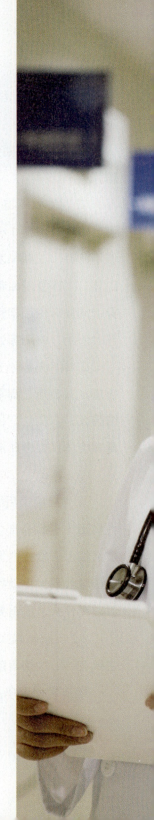

大小的结节，呈铜红色，质硬有浸润。结节可吸收，留下小的萎缩斑。结节亦可溃疡，愈后留下浅瘢痕。损害常呈簇集、环形或蛇行性排列，新旧皮疹此起彼伏，可迁延数年。

树胶肿：为典型晚期梅毒损害，多在感染后3～5年内发生。树胶肿主要发生在皮肤黏膜（占80%），亦可发生于骨骼与内脏器官。初起为皮下结节，暗红色，逐渐增大可达3～5厘米，中心软化破溃，损害一端愈合，一端发展，形成特异的肾形或马蹄形溃疡，境界清楚，边缘锐利，基底紫红，分泌黏稠脓汁似树胶状，故名树胶肿。它也可以因外伤而诱发。树胶肿在头、额部者常破坏骨质，损害迁延数月或数年，愈合后留下萎缩性瘢痕。

三期梅毒黏膜损害：树胶肿可侵犯口腔、鼻黏膜，引起树胶肿舌炎，上腭、鼻中隔穿孔及马鞍鼻。

2）骨梅毒：有骨树胶肿、骨膜炎，常侵犯长骨与二期梅毒相似，但损害较少，疼痛较轻，病程较慢。

3）心血管梅毒：多发生于感染后10～30年。有主动脉炎、主动脉瓣闭锁不全、主动脉瘤、冠状动脉狭窄等。

4）神经梅毒：有脊髓痨、麻痹性痴呆、脑膜炎等。

三期梅毒的诊断依据：①有不洁性交、早期梅毒史；②典型症状如结节性梅毒疹、树胶肿、主动脉炎、动脉瓣闭锁不全、主动脉瘤、脊髓痨、麻痹性痴呆；③实验室检查：梅毒血清试验，非螺旋体抗原血清试验约60%阳性；螺旋体抗原血清试验阳性。脑脊液检查，白细胞和蛋白量增加，性病研究实验室试验（VDRL）阳性。

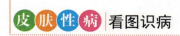

潜伏梅毒

有梅毒感染史，无临床症状或临床症状已消失，梅毒血清反应阳性者，称潜伏梅毒。感染时间2年以内为早期潜伏梅毒，2年以上为晚期潜伏梅毒。

先天梅毒（胎传梅毒）

先天梅毒是胎儿在母体内通过胎盘感染所致，2岁以内为早期先天梅毒，超过2岁为晚期先天梅毒，特点是不发生硬下疳。早期病变较后天梅毒为重，晚期较轻，心血管受累少，骨骼、感官系统如眼、耳、鼻受累多见。

（1）**早期先天梅毒**：出生后3周才出现临床症状。表现有：①营养障碍。发育营养均差，皮肤松弛，貌似老人；②皮肤黏膜损害。与成人二期梅毒疹相似，有水疱－大疱性皮损，扁平湿疣，口角与肛周放射性皲裂或瘢痕；③梅毒性鼻炎。流涕、鼻塞，呼吸及吮乳困难，可损及鼻骨；④骨损害。为骨软骨炎、骨膜炎，出现疼痛，四肢不能活动，发生梅毒性假瘫；⑤淋巴结、肝脾肿大。

（2）**晚期先天梅毒**：①皮肤黏膜损害：可发生结节性梅毒疹、树胶肿，上腭、鼻中隔穿孔，马鞍鼻；②骨骼呈马刀胫（胫骨中部肥厚，向前凸出），关节积水；③郝秦生三征，即基质性角膜炎；郝秦生齿，即门齿下缘呈半月形缺损；神经性耳聋。

（3）**先天潜伏梅毒**：无临床症状，梅毒血清反应阳性为先天潜伏梅毒。

诊断

根据病史、体检和梅毒实验室检查，综合分析判断。病

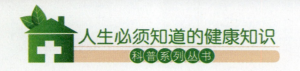

史包括不洁性交史，患梅毒及其他性病史，婚姻及配偶状况，分娩史，验血史，治疗史。如系先天梅毒，应包括父母、兄弟、姐妹的患病情况，必要时可做试验治疗。

梅毒化验结果的判断

感染梅毒螺旋体后，人体内会产生两类抗体，一类是直接针对梅毒螺旋体的抗体，另一类则是针对心磷脂的抗体。针对心磷脂的抗体因不直接针对梅毒螺旋体，一般作为初步筛查梅毒，如 RPR 检查就是常用的梅毒筛查实验。检查结果阳性时，除感染梅毒外，患上呼吸道感染、肺炎、活动性肺结核、风湿性心脏病、亚急性细菌性心内膜炎、传染性肝炎、肝硬化、慢性肾炎、钩端螺旋体病、麻风、疟疾、类风湿性关节炎、系统性红斑狼疮及海洛因成瘾等，都可导致 RPR 阳性。因此 RPR 阳性时尚不能确诊梅毒，需要检查直接针对梅毒螺旋体的抗体梅毒荧光抗体吸附试验（IgG、IgM），来确诊梅毒。RPR 虽不能确诊梅毒，但其滴度可以作为治疗是否成功的指标。梅毒经过治疗后 RPR 滴度会逐渐下降，最后会转为阴性。若 RPR 滴度升高或者由阴性转为阳性，说明梅毒复发或者治疗失败。梅毒荧光抗体吸附试验（IgG、IgM）可以确诊梅毒，IgG 抗体会持续终身，IgM 在治愈后会逐渐转为阴性，也可作为判断梅毒是否治愈和活动的指标。

治疗

梅毒的治疗原则是：早期、足量、正规按计划完成疗程，并进行疗后追访。

梅毒是一种十分严重的性病，可造成传染和流行，贻害家庭、后代并危及社会。发生感染后应尽快到医院皮肤科诊治。梅毒使用青霉素治疗有特效，但梅毒的治愈不是轻而易举的，有的经治疗后复发，或转入晚期梅毒。国内外都有用青霉素治疗梅毒后复发的报道，因此要在治疗完成后需要进行认真、严格的 3 年随访，并在医师指导下复查。何时终止随访由医师决定。有复发者应立即复治，

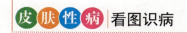

以免转成晚期梅毒，造成心血管神经系统损害。

预防

跟其他性病不同，梅毒只用眼睛观察很难被发现，但最低限度在梅毒蔓延时，会让我们察觉它的存在。如你察觉身体有异常，需暂时停止和配偶的性行为，到医院检查。因为有 50% ~ 70% 的人感染梅毒后没有症状出现，在无保护的高危性行为发生后定期做血液梅毒检查是明智的做法。与不熟悉的人发生关系时必须使用安全套，当然最好的预防措施就是洁身自好。

随访

梅毒是慢性感染，经过正规治疗后需要跟踪检测 3 年方可最终宣布治愈。RPR 滴度升高说明梅毒复发需要重新治疗。对晚期梅毒血清固定阳性反应，如果已经过足量治疗，可继续观察，不必无限期进行治疗。

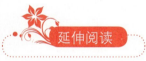

延伸阅读

性病恐惧症

性病恐惧症是近年来随着性病的增多新提出的疾病。近年来，本病的发病率有逐渐增加、常见的趋势。其发病常见两种情况：一是原来曾患过性病，经正规治疗后病原微生物已被清除，但仍有不适症状，自疑性病未愈而恐怖者；二是既往未曾患过性病但可能有过婚外不安全性行为经历，而出现部分类似于性病的临床症状，虽经多次化验检查均排除性病感染，仍然固执坚信自己患有性病且恐惧不安者，反复更换就诊医院，反复要求进一步检查和治疗。

性病恐惧症的病因复杂，发病的基础多归因于患者的自身因素，如思想固执、心胸狭窄、抑郁、敏感多疑等人格方面的缺陷和对性卫生知识缺乏，对性病一知半解甚至误解等素质方面的缺陷造成。其次从事性病治疗的医生、医院方面也存在着一些问题，特别是私人和非法医疗机构对性病严重性的不切实际的夸大、渲

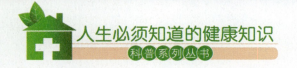

染，广泛存在的过度治疗，也是导致性病恐惧增多的原因。

性病恐惧症的临床特点

（1）多有不安全的婚外性接触史，或曾患性病已治愈。

（2）临床查不到性病的客观症状，反复的性病检查化验均为阴性。

（3）患者极其担心或相信已染上性病，多次、反复就医，反复要求做各种检查，千方百计寻找证据来证明自己患有性病，化验检查的阴性结果和医生的合理解释不能打消其疑虑。

（4）患者密切注意身体变化，把躯体轻微不适甚至正常的生理现象都当作是患有性病的临床症状，比如我们就见到过固执的将牙痛和胆囊结石疼痛视为性病后遗症的患者。

（5）常伴有恐惧、焦虑、抑郁等情绪症状，以及头胀、头昏、失眠、多梦、耳鸣、心悸、腰背酸痛、全身乏力等生理功能紊乱症状，并将这些种种不适归咎于想象的性病症状。

（6）对性病的恐惧思想和行为，明显影响到工作和家庭生活。

（7）性病恐惧存在高学历人群高发的倾向。

如何克服性病恐惧症

（1）科学认识性病，除了艾滋病可以危及生命，生殖器疱疹不能根治外，其余均属乙类传染病，其病原明确，均有针对性的治疗措施，不会导致严重后遗症或致死。如最常见的淋病、梅毒、非淋菌性尿道炎、尖锐湿疣等，接受规范的治疗，是完全可以治愈的。即使用药不当，造成病情迁延，也可以亡羊补牢，通过再次的正规治疗而获得彻底治愈，大可不必诚惶诚恐。通过科学地了解性病知识，心理素质也就相应地得到了提高，从而增强了抵御性恐惧的能力。发病时就诊医院皮肤科医生，专科医生能给一个明确的诊断，不要随意给自己套上性病的枷锁，更不要去找那些江湖郎中，以免受骗上当、贻误病情、增加恐惧感。

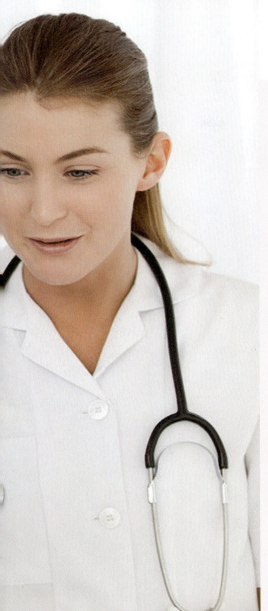

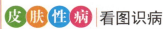

（2）转移注意力也是可行的缓解办法，可以将精力投入到学习和工作中去，或者安排一些有意义的娱乐活动，培养喜欢的业余爱好有助于缓解紧张症状。

（3）如果确实感到恐惧，无法从中摆脱，可以做相应的心理咨询。心理医生应在现代生物－心理－社会医学模式指导下积极开展心理咨询与心理治疗，减轻性病恐惧症患者的心理压力，促其早日康复。

（4）性病治疗领域的环境治理，对社会上各种相关广告进行严格的规范化管理，避免对性病病症夸大其词，减少不必要的社会环境污染；对性病医疗市场进行严格整顿和管理，清理非营利性医疗机构与其他法人组织和个人合资、合作、承包从事性病诊疗活动，这些合作和承包单位往往对性病患者的恐吓利诱以获利，客观上助长和诱发了性病恐惧症的发生。